截根疗法

濒临失传的中医绝技

第 2 版

李保平 著

北京科学技术出版社

图书在版编目（CIP）数据

截根疗法：濒临失传的中医绝技 / 李保平著.

2版. -- 北京：北京科学技术出版社，2024. -- ISBN 978-7-5714-4171-5

Ⅰ.R245.9

中国国家版本馆CIP数据核字第2024BR4690号

策划编辑： 刘　立
责任编辑： 刘　立
责任印制： 李　茗
封面设计： 源画设计
出 版 人： 曾庆宇
出版发行： 北京科学技术出版社
社　　址： 北京西直门南大街 16 号
邮政编码： 100035
电　　话： 0086-10-66135495（总编室）
　　　　　　0086-10-66113227（发行部）
网　　址： www.bkydw.cn
印　　刷： 北京顶佳世纪印刷有限公司
开　　本： 710 mm×1000 mm　1/16
字　　数： 163 千字
印　　张： 12.25
版　　次： 2024 年 10 月第 2 版
印　　次： 2024 年 10 月第 1 次印刷
ISBN 978-7-5714-4171-5

定　　价： 65.00 元

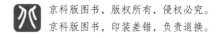

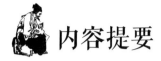 内容提要

  中医截根疗法，由历代传人口传心授，不见于著录，相传为汉代华佗所创。此法通过刺激夹脊穴等特定部位的皮下纤维组织，可发挥疏通经络、治疗疾病的作用。截根疗法对于部分胃癌、肝癌、胰腺癌和淋巴瘤等恶性肿瘤，以及银屑病、不孕症等顽疾，都有较好的疗效。作者早年师承于黑龙江省庆安县民间中医顾显颖老师，为其关门弟子。顾氏医学以其独特的针药并施风格——凡遇到顽疾重症，先用截根疗法当场起效后，再施以中药，在民间深受欢迎。本书通过视频演示及大量案例，详细阐述了截根疗法的操作方法，将这一濒临失传的中医绝技和盘托出，其中顾氏家传截根疗法及部分方案系首次披露。

  本书自出版以来，颇受业内人士欢迎，几经印刷，久畅不衰。鉴于此，作者又陆续整理了应用截根联合疗法治疗的新病种和案例，以充实本书内容。此次再版，在原版基础上新增约1/3的内容。本书图文并茂，视频演示及讲解清晰，方药俱全，适合中医从业者阅读，同时也是研究中医外治法的参考书。

第2版前言

时光如白驹过隙，转眼间，《截根疗法——濒临失传的中医绝技》已经面世三年了。自从该书出版以来，我得到了国医大师卢芳的认可，黑龙江中医药大学附属第二医院的潘立民教授、广东省第二中医院的刘劲松副院长和肿瘤科主任陈高峰教授也曾多次与我交流，同时我还收到了许多读者朋友的来信、支持和鼓励。期间，我结识了许多业内知名人士和民间高手。一位家传专门用截根疗法治疗痔疮和乳腺疾病的河北医生读了该书后，脑洞大开，用截根疗法治疗了几十种内外妇儿科的疾病。一位上海的针灸医生，将传统针灸与截根疗法进行巧妙的结合，治疗强直性脊柱炎，使临床有效率得到大幅度提高。一位山东的老中医，早年在军队做外科医师，转业后在当地一家医院工作（退休前担任该医院的院长），后来又考取了中医执业医师资格证，他非常喜欢拙著，曾专门到广州与我交流。这位老中医是一位难得的良师益友，他告诉我，用理中汤合大柴胡汤结合截根疗法治疗胰腺癌疼痛，许多病人可以当场止痛，这不仅提高了病人的生存质量，还能使部分病人的生命周期得到延长。以上足以证明该书颇受欢迎，且流传范围较广。这使我在收获成就感的同时，更加深刻感受到了传承和弘扬中医的社会责任感和紧迫感。哈尔滨市中医医院孙奇教授出身于医学世家，他对截根疗法情有独钟，曾鼓励我说："任何疗法都不会100％有效，截根疗法能在民间流传，说明有其价值。相信此书的出版，可以丰富中医外治法的宝库，助广大医道同仁一臂之力。"

医生需要简便效廉的治疗手段，广大病人更需要这样的服务。作为中医人,我们任重道远!而截根疗法能被大家喜爱的重要原因就是简便易行、效果好。在临床上,截根疗法对许多疾病疗效显著,尤其是对恶性肿瘤和疼痛明显的疾病,可以迅速缓解疼痛。截根疗法对很多慢性病治疗效果也很好,极大地丰富了中医外治法的宝库。我们每年要操作上千人次的截根治疗,其中截根联合疗法占了相当大的比例,使得我在截根联合疗法的理论探索和临床实践上有了更深刻的体会,同时也得到了同道的认可与支持。

本书在第1版的基础上新增约1/3的内容,这些新增内容都是我这几年陆续整理出来的应用截根联合疗法治疗的病种,其中绝大多数内容是首次披露,这也是本书的最大亮点。

读书临证,是一个持久战,而治疗手段丰富则是中医临证的一大特色。拙著《让癌症病人远离疼痛——一位传统中医的抗癌真经》,就是我几十年来治疗癌痛经验的总结。

要想学好中医,是要借助医书的。一本好的医书,往往能提供有效的诊疗方法,提高医者的医术水平,使临床治疗达到事半功倍的效果。希望本书的再版,能让更多的业内人士受益,为广大的病人带来福音!

李保平作于广州明医堂中医诊所

2024 年 7 月

前　言

截根疗法一向以疗效显著、简便易行、手法独特而著称，属于《黄帝内经》（以下简称《内经》）古九针的范畴。截根疗法虽然历史悠久，但在传统医学书籍中并未见记载。截根疗法因为操作简单、疗效确切，所以辗转流传于民间。精通截根疗法的医家，大多比较偏重于临床，很少对其理论进行系统的研究，加之祖传心法"各承家技"，固守家传的一点经验，不追求创新，且其中一部分人又秉持着"概不外传"或"传儿不传女"的家规，导致截根疗法濒临失传，而关于此法的专门著作更是阙如。此实属医林憾事也！

中国医学博大精深，一位医者不下几十年的功夫，很难登堂入室。翻开史书，历代名医大都有一个重要的特征，就是勤奋好学，博览群书，而有所长。就像《史记·扁鹊仓公列传》中说的："人之所病，病疾多；医之所病，病道少。"也就是说，好的医生，总是觉得自己懂得太少了。

初识截根疗法，是在读小学的时候。有一次，爷爷重病卧床不起，腰痛得无法走路，一个多月里吃喝拉撒都在炕上，村里的几个医生都看过了，中西医的方法也都用了，始终没有好转。邻村的赤脚医生，是几代单传的截根疗法高手，村里人说她父亲因为没有儿子，所以把截根疗法教给了她这个女儿。别人治不好的病，到她那里大都能一次见效。一些人要拜师学艺，她都只字不教。通过亲戚的引荐，我父亲把她请到了家里。我看到她用刀片在爷爷的腰上划了一个 1 cm 长的口子，然后又用银针在里面划了一会儿，接着又用罐头瓶子拔了一个火罐，拔出来很多瘀血。起罐后，她就叫人扶着爷爷起来走路。没想到这番操作下去，爷爷真的可以下地走路了，虽然下肢还有点用不上力，但是相较之前已缓解太多了。

此后，我问过很多医生赤脚医生这用的是什么方法，始终都没有得到明确的答案。直到13岁那年，我有幸结识了我的启蒙老师顾显颖老中医，成为顾老师的关门弟子，并把这件事向他作了汇报。顾老师的外公曾任职于清朝太医院，顾老师师承于舅舅王勇，舅舅王勇尽得外公真传、擅长针药并施治疗多种顽疾。顾老师说："说起用刀片在腰上做个切口，我倒想起了截根疗法。我年轻的时候，遇到一位老红军，他的脖子上长了肿块，大如碗口，坚硬如石，每天痛得无法入睡。我就在他的颈部夹脊穴上截根，每周治疗一次，同时叫他用猫爪草煮水代茶饮。第一次治疗的当天晚上，病人就可以一觉睡到天亮了。第三次治疗结束，肿块已经缩小到拇指大小。一个月以后肿块就完全消失了。"

顾老师出身于医学世家，一米八的大个子，有着浓厚的书卷气，给我印象最深刻的就是他永远西装革履，时刻注意自己的形象。他常跟我讲，作为医生，每天一定要看书，否则就是虚度光阴。他六十几岁时每天还要看书，每天至少要背一首方歌，或记一首诗。他常告诫我："庸医杀人不用刀，仅凭三指把脉操。"

我在黑龙江中医药大学读书时，每次回家他都会问我学到了什么，还叫我把教材拿给他看，他会从教材里摘录东西并背诵。顾老师对我日后的影响极大。

虽然顾老师已经离世多年了，但是他那高大的身影依旧印刻在我脑海中。我记得在顾老师同意收我为徒时，他曾问我："你是想当一个能治头疼感冒的医生，还是当一个名医？中医有四大证，即风、痨、臌、膈。风，指中风，就是现在的脑出血、脑梗死；痨，指结核、虚劳等，还包括再生障碍性贫血、白血病等疾病；臌，多指肝硬化、肝癌和腹水；膈，指食管癌、贲门癌，以及其他消化道肿瘤。这些，如果你一个都治不好的话，那么你不可能成为名医。"

顾老师同意收我为徒后，我母亲准备了 40 个鸡蛋以作谢礼，这在我们当地也算作一个相对正式的拜师仪式了。拜师之前问他问题他都会告诉我，拜师之后再去问问题，他就让我先去背书，或者去抓药。现在看来，拜师之后老师用的更多的是启发式教育，是让我自己去领悟。

拜师之后的第一年，基本上是以抓药为主。顾老师家里设了一个小药局，前厅是诊室，顾老师写好方子，交给病人，病人就来找我抓药。慢慢熟悉了中药以后，顾老师偶尔也会问我一些问题，如"今天你抓的某某人的方子，是治什么病的？"抓药的同时，我还要背医书。像《药性歌括四百味》《汤头歌诀》《濒湖脉学》等，我都用毛笔抄下来，贴在屋顶，每天醒来睁开眼和临睡前就念一遍，重要的歌诀还会抄在小本子上，在上厕所的时候再念一遍，读多了，自然而然就都记住了。

在我把入门书籍背下来之后，顾老师送给了我一套线装版《伤寒集注》，并要求我把《伤寒论》条文背熟。那时候我的年龄太小，对《伤寒论》也没有太深的体会，顾老师也发现我读不懂，就说："你先把《伤寒论》放一段时间，等到你 30 岁以后再去学它，可能就好学一些了。"我问顾老师他是什么时候学习《伤寒论》的，他说："小时候就背啊，那时候背不下来是要挨打的。"我问："那个时候您懂吗？"他说："不懂，要到二三十岁以后才懂。"当背到《医宗金鉴》的时候，我们县某药店请顾老师去坐堂，他家的药局基本上就不再用了。顾老师叫我过去侍诊，并协助配药。每来一个病人，顾老师都先让我看，我写好方案给他看一看，他再写一个方案。事后他会问我对病情的判断，如果认为我的方案有效，他就会让我讲一下为什么这样治疗。当治疗效果不好时，在复诊调方的时候他也会问我："你再想一下，如果上次用你的方案会不会有效？"

在学习过程中，顾老师还会用一些单方、验方、针刺或截根疗法的小妙招来培养我的兴趣。例如，治牙痛，他教我针刺太溪穴。事后回想，在我牙痛的时候，我自己针太溪穴就不灵，可顾老师给我针刺的话，一针进去，我的牙就基本不痛了。后来我发现他针刺太溪穴是贴着骨头去刺，这样效果就很好。还有一个寻找背部阳性反应点的截根疗法，对多种眼疾、乳房肿块和痔疮等疾病见效很快，这也是当时顾老师培养我兴趣时用的方法之一。就是在那个时候，我逐渐认识到，截根疗法在很多时候见效之神速，远非其他疗法所能及。

我住在乡下，乡里乡间的邻居比较多。有一次，母亲的一个远房妹妹患了乳腺炎，我发现病人的胸7节夹脊穴和膈俞一带有明显的压痛点，同时还有几个清晰的阳性反应点，其中一个上面还长了一根明显的黑色毫毛，我用三棱针予以截根治疗，结果病人乳房胀痛当场缓解。在此之后，又有好几个人来家里找我治疗乳腺疾病，我都是在夹脊穴和膈俞位置寻找压痛点及阳性反应点来截根治疗，且大都能一次见效。当然，截根疗法也不能治疗所有的疾病，仅限于某些特定的病种。

截根疗法也确实神奇，有时候一次截根可以同时治疗几种疾病。例如，在用截根疗法治疗乳腺疾病的同时，许多病人的视力也明显提高了。我也发现凡是顾老师用截根疗法治疗过的病人，他们的疾病大都很少复发，用东北话讲就是"除根"了。本来这个截根疗法在顾老师舅舅那个年代，主要是用于治疗淋巴系统疾病和体表肿块，以及牛皮癣、痔疮、不孕症等疾病的，到了顾老师这里，被扩展到用于治疗多种癌症，以及白内障、青光眼、眼底出血等眼部疾病。这些疾病若病情尚轻，经截根疗法治疗后甚至可以完全康复。

《论语》曰："敏而好学，不耻下问，是以谓之文也。"药王孙思邈也说过："一事长于己者，不远千里，伏膺取决。"我所掌握的截根疗法，一方面源自顾氏医学，另一方面受益于多位师友。时过境迁，虽然顾老师已离我而去，但他出神入化般的技艺，让我每次想起都为之感叹。中医有太多值得我们去发掘的好东西了，至于截根疗法到底能否经得住科学的考验，还需要更多医道同仁们一起去研究和发掘。

我由衷地希望这本书能让喜欢中医民间疗法的人了解截根疗法的神奇，让从事中医临床的医生喜欢上截根疗法，让更多身患顽疾的病人得到康复。

本书主要包括截根疗法总论、截根的部位、截根操作流程和截根特定病种等部分，较为详细地论述了特定顽症痼疾的截根治疗方法，每种疾病又基本从概述、主穴、阳性反应点、常用配穴、附方和验案举隅等部分分别论述，使截根疗法有据可循，畏针者有药可服，或针药并施，联合治疗，以增强疗效。因为我在临床一贯遵循顾氏医学传统，所以大多采取针药并施的治疗模式。

在本书编写的过程中，我得到了许多人士的热情帮助。哈尔滨市中医医院的孙奇教授对本书提出了许多建设性的意见；南方医科大学梁燕婷及欧阳婉敏、王文丽、崔晓珊同学协助制图，并整理了截根常用穴位，梁燕婷还负责查找资料并制作了截根疗法视频；北京科学技术出版社刘立老师对本书的编写给予了热情的支持和鼓励。

由于参考资料和临床经验有限，敬请运用截根疗法的同道提出宝贵意见，以共同继承和发扬中医截根疗法。

敝帚何尝敢自珍，愿与诸同道共勉，一起为中医的崛起而奋斗！

李保平作于广州

2021 年 7 月

目 录

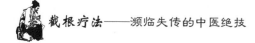

截根疗法总论

一、认识截根疗法

截根疗法，是在人体特定的部位或腧穴严格消毒后，用手术刀片切开少许皮层，对局部进行适当刺激，并把皮下纤维组织截断，以治疗疾病的一种中医微创治疗方法。

截根疗法在东北民间流传较广，且历史悠久，溯其根源，则是从《内经》古九针中发展而来，同时，也是古代砭刺、锋针和半刺等法的综合发展。《帝王世纪》记载伏羲"尝百草，制九砭，以治民疾"。《内经》又说"病在经络痼痹者，取以锋针""病在五脏固居者，取以锋针""半刺者，浅内而疾出针，无针伤肉，如拔毛状"。

《内经》古九针中的铍针，大致相当于古代的外科手术刀，截根治疗时以手术刀片（铍针）切开穴位皮层，再以一次性医用三棱针（锋针）截断皮下纤维组织，即可起到疏通经络、调整气血的作用，从而达到治疗疾病的目的。截根疗法对于部分胃癌、肝癌、胰腺癌和淋巴瘤等恶性肿瘤，以及银屑病、不孕症等顽疾，都有较好的疗效。

截根疗法从古至今即以家传口授的形式流传于民间，无人整理发扬，历代针灸书中也没有记载。清康熙十四年（1675年），郭志邃排除外界干扰，不怕被同行讽笑，把民间放血等治疗方法加以总结，写成了《痧胀玉衡》。清代著名医学家陈修园在治疗痧胀急症时也会使用针挑等民间疗法。清同治四年（1865年），吴尚先见到民间治疗方法效果好，排除一切困难，对各种民间外治疗法进行了收集和整理，写成了

《理瀹骈文》一书，但令人遗憾的是，书中依旧没有关于截根疗法的确切记载。

在临床上，截根疗法主要有以下几方面的作用。

（1）疏通经络、行气止痛。对于顽痹、癌痛、头痛和三叉神经痛，以及经络阻塞所致的多种疾病等，都有较好的疗效。

（2）清热解毒、凉血消肿。对于顽固性皮肤病、目赤肿痛、痰火结核、痈疽肿毒等，均有较好的疗效。

（3）祛痰解痉、软坚散结。对于慢性支气管炎、哮喘、瘰疬、肿瘤或肿块，以及皮下结节等疾病，都有较好的疗效。

（4）调和五脏、平衡阴阳。对于男性性功能障碍、少精弱精，女性卵泡发育不成熟等原因导致的不孕症，有较好的临床疗效。

另外，我在临床还发现，截根疗法对多种免疫系统疾病，如银屑病和慢性乙型肝炎等，疗效显著。

总体来讲，截根疗法的适用病种，以器质性病变、肿块和免疫系统疾病为主。

二、截根、挑治和割治的区别

截根疗法历史悠久，相对安全，方法独特，适应面较广，尤其对特定病种疗效显著，自成一家。与之类似的民间疗法，还有挑治法和割治法，经常有医家对三者混淆不清。以下从三方面对三者做一下区分。

（一）取穴部位

挑治法，所选穴位不限于头面、四肢手足和前胸后背，凡是有阳性反应点之处，皆可施术，民间又称"挑羊毛疗"。

割治法，除了面部穴位以外，还经常在四肢手足掌等处施术。如哮喘取双侧手掌的鱼际穴，消化道肿瘤取双侧手足的公孙穴、合谷穴等。但是在割治四肢手足掌等处的穴位时，大部分病人非常恐惧，而且割治以后，病人需要静养数日，待伤口完全愈合后，才能正常生活和工作。

截根疗法，主要选取背部穴位，又以夹脊穴为操作的核心部位，除在治疗牛皮癣时会在对耳轮一带割治以外，其他病种极少用到头面、胸部和四肢手足的穴位或部位，在临床上减少了病人的恐惧和畏针心理，极少发生晕针现象，一般也不影响病人的正常生活和工作。

（二）刺激手法（术式）

挑治法，要挑出并截断皮下纤维组织，施术后须使皮下呈现出直径为 3~5 mm 的中空囊状空间，施术时间较长，很多时候需要 1~3 小时或更长时间才能完成一个病人的手术。

割治法，用手术刀片切开穴位后，再用血管钳取出适量皮下脂肪，并且要避开血管、神经干和韧带，有一定的风险。

截根疗法，用手术刀切开腰背部的特定穴位的皮层，长度 3~5 mm，再以三棱针截断皮下纤维组织，创口比较小，很快就会愈合，施术时间短，只需 10 分钟左右即可完成一个病人的手术。

皮下纤维组织，此即病根所在，可阻塞经络，使气血不通，导致疾病丛生。健康人一般没有此物。

（三）临床观察

挑治法，刺激量小，作用时间相对短暂，疾病容易复发。我只有在外出义诊等不方便截根的时候，才会以挑治法代替截根疗法。譬如，有一次在湖南开会，一位工作人员突然犯了偏头痛，我当时只是过来开会，所以没有带截根用的手术器械，就用三棱针在病人颈部的阳性反应点上挑治，挑治完后病人头痛立止。

割治法，多数病人对此都很恐惧。有报道称，在内蒙古等少数民族聚居地区割治法应用得比较普遍。

截根疗法，主要在夹脊穴上施术，在调节脏腑功能（治本）的同时又选取阳性反应点（治标）作为辅助，因而标本兼治，近期疗效显著，远期治愈率高。

综上，截根疗法施术时间短，操作手法简单，刺激量大，作用持久，相对安全，能够根治多种顽症痼疾，病人认可度高，临床比较容易推广。

三、截根疗法的机理

从中医学角度及临床实践的效果来看，皮肤通过经络与五脏六腑紧密相连。《素问·皮部论篇》曰："欲知皮部，以经脉为纪者，诸经皆然。""凡十二经络脉者，皮之部也。"经脉有十二条，皮部也随之分为十二部分，称为十二皮部。

《素问·五脏生成篇》说，皮部是"卫气之所留止"。卫气是人体正气的重要组成部分，有"卫外而为固"、抗外安内的作用。皮部借卫气的运行和经络的传导作用，可起到对外接受讯息、对内传达命令的作用，是机体的"受纳器"和"效应器"。按中医学理论，人体的所有变化反应，都是卫气通过自控调节系统作用的结果，皮肤则是"……卫气之所留止，邪气之所客也，针石缘而去之"之地，因此，皮部在人体生理、病理和诊疗中有着十分重要的作用。人体内外、上下都是由经络连成一体的，当人体罹患疾病时，脏腑之气发生了变化，并通过经络反映到腧穴，所以在做截根治疗时，通过观察病人背部穴位的变化，可以判断其潜在的疾病。在皮肤的特定位置给予适当的刺激，可以充分发挥卫气的作用，起到疏通经络、推动血液运行的作用，使阴阳调和，调动体内一切积极的因素与疾病做斗争。

虽然截根疗法的治疗机理至今尚未完全清楚，但是一般认为，截根疗法通过刺激特定穴位，激发人体脏腑组织功能的转化，引发机体的一系列特异性免疫反应，从而达到治疗多种疾病的目的。

四、截根疗法的三大原则

（一）辨病选穴或阳性反应点

截根时要根据疾病主症和伴随症状的特点，确定选择的穴位或阳性反应点及其数量的多少。例如，截根治疗痔疮，要观察腰骶部、腰背部区域的皮肤颜色变化，选择2~3个明显的阳性反应点，反复发作的还要配次髎、腰俞、脊中等，伴有便血的要配腰俞、膈俞，伴有便秘或腹泻的还要加大肠俞、小肠俞和脾俞等。

（二）以夹脊为主

截根疗法，主要选择以夹脊穴为主的背部穴位，配合明显的阳性反应点、阿是穴和其他背部穴位，病人依从性好，痛感少，且不易晕针。

（三）隔周截根

截根疗法，一般3~7次为一个疗程，除不孕症和睑腺炎等极少数疾病以外，绝大多数的疾病都是每周截根一次。把与病人最突出或最痛苦的症状相关的穴位，放在第一、二次进行截根；把与伴随症状相关的穴位，放在第三、四次进行截根；把作用持久，且能巩固治疗效果的穴位，放在后面几次进行截根。

以痔疮为例，第一次截根，如果是急性发作期，要选取腰骶部的夹脊穴一对、腰骶部阳性反应点1~2个，同时还可以配合大肠俞、小肠俞等，使病人当场即有轻松感，增强战胜疾病的信心。如遇到睑腺炎的病人，在病人肩胛区寻找阳性反应点予以截根治疗，或以三棱针在肩胛区

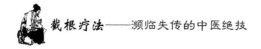

的皮疹上刺络放血，约半数病人疼痛立止。

如痔疮病人，第二次截根治疗时，在夹脊穴的基础上，还可以选择胸5~6节附近的阳性反应点；第二次以后截根治疗，可以选择夹脊穴和背部膀胱经区域的阳性反应点，以及肠风、脾俞、次髎、腰俞、脊中、肝俞和肾俞等穴位，巩固疗效。

截根的部位

　　截根疗法，仅在治疗牛皮癣时需要配合耳穴割治，除此以外，其他疾病基本都在背部选穴。截根疗法涉及的穴位或部位包括背部四条治疗主线上的穴位、阿是穴和阳性反应点。背部四条治疗主线，按顾氏医学传统又称为"四甲线"（图1），分别为：甲子线，即背部督脉；甲寅线，即脊柱两侧旁开1寸处，为顾氏医学截根疗法所说的夹脊穴所在处；甲辰线，相当于膀胱经第一侧线；甲午线，相当于膀胱经第二侧线。

　　在天干中，甲是拆的意思，指"万物剖符甲而出也"，"四甲线"象征背部四条治疗主线（督脉、顾氏医学夹脊穴、膀胱经第一侧线、膀胱经第二侧线）维系全身五脏六腑、十二经脉、四肢百骸。

　　甲子，为干支之首。子是兹的意思，寓指五脏六腑、十二经脉皆萌生于太极所生而周流全身的一阳之气。

　　甲寅，寅是移、引的意思，甲寅衔接甲子与甲辰，如人体的枢纽，也是生生不息的少阳之气。

　　甲辰，辰是震的意思，十二经脉至此阳气逐渐旺盛，气血充盈而循环无

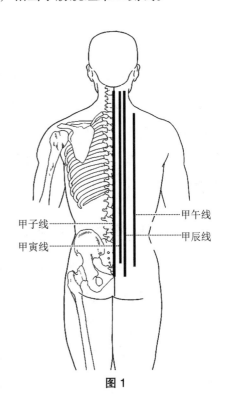

甲子线
甲寅线
甲午线
甲辰线

图1

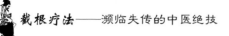

端。

甲午，午是仵的意思，指十二经脉至此枝繁叶茂，遍布五脏六腑、四肢百骸，甚至全身每一寸肌肤。

截根疗法的大部分适用病种都是在背部甲寅线施术。急则治标，凡是急症则主要以相应区域的阳性反应点为主；而慢性顽固性疾病力求根治时，则多选用夹脊穴。顾老师曾说："如果只是为了博人眼球（见效快），就一味地寻找反应点，不在夹脊穴上截断病根，那便是混人一招。"这也说明在阳性反应点进行截根具有见效快的特点，但不能根治顽疾。女性痛经和不孕症，则主要是在腰骶部甲子线（督脉）施术。强直性脊柱炎则要从最外侧甲午线（膀胱经第二侧线）开始，选取阿是穴或阳性反应点，并逐次向内（即甲午线→甲辰线→甲寅线→甲子线）治疗。久病多虚多瘀，甚至虚实夹杂、寒热错杂，所以在临床上还要配合辨证选用背部相应腧穴。多数情况下，阳性反应点同时就是阿是穴或某些相关腧穴，甚至既是阿是穴又是某些相关腧穴。我们也发现，很多时候在阿是穴部位或其附近同时就可以找到一至数个清晰的阳性反应点。反之，在阳性反应点或其附近也有可能存在阿是穴。大部分乙肝病人，可以在第5胸椎棘突下旁开0.5寸的肝热穴所在之处找到阿是穴和阳性反应点。截根疗法的选穴是从特定夹脊穴和阳性反应点入手，这一点与针灸选穴有所不同。

一、以经络为主的定点选穴

以脏腑经络为主的定点选穴法，是根据《素问·皮部论篇》中说的"皮者脉之部也""欲知皮部，以经脉为纪者，诸经皆然"。皮肤为经脉所过、卫气所留止之处。背部穴位，又是脏腑经气输注之处，当脏腑发生病变时，背部穴位常出现压痛或阳性反应点，所以截根疗法主要选用背部穴位。

（一）背部甲子线（背部督脉）

背部甲子线（图2），即背部正中线，为督脉所行。督脉起于胞中，下出会阴，并于脊里，上风府，入脑，上巅，循额。邪犯督脉，则角弓反张，项背强直，牙关紧闭，头痛，四肢抽搐，甚则神志昏迷，继而发癫狂痫。督脉上行属脑，与足厥阴肝经会于巅顶，与肝肾关系密切，督脉空虚不能上荣于脑，髓海不足，则头昏头重，眩晕，健忘；两耳通于脑，脑髓不足则耳鸣耳聋；督脉沿脊上行，督脉虚衰，经脉失养，则腰脊酸软，佝偻形俯，一派虚弱之象。督脉又主司生殖系统，为"阳脉之海"，督脉阳气的推动、温煦和固摄作用一旦减弱，则背脊畏寒，男子另见阳

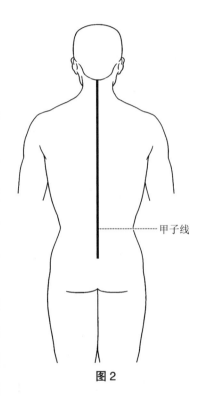

甲子线

图2

痿不举、精液稀薄、遗精、尿频，女子则另见小腹坠胀冷痛、宫寒不孕。甲子线自枕骨下颈3节起，经胸椎、腰椎至骶部止。

背部甲子线主治疾病包括神经系统、呼吸系统、消化系统、泌尿生殖系统和运动系统疾病，以及本经所过部位的疾病。如截根颈1节附近，可以治疗神经系统疾病、支气管哮喘，又可以治疗肛门部疾病；截根腰2~3节可以治疗泌尿系统疾病。女性不孕症和痛经等疾病，多在腰骶部取甲子线施术。

甲子线常用腧穴如下。

1. 腰奇

定位：在骶部，后正中线上，尾骨端直上2寸，骶角之间凹陷中。（图3）

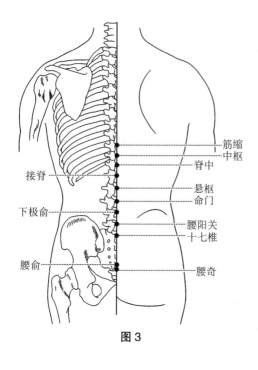

图3

接脊

下极俞

腰俞

筋缩
中枢
脊中
悬枢
命门
腰阳关
十七椎
腰奇

经属：经外奇穴。

取穴：病人俯卧位，在骶部尾骨端直上2寸、骶角之间的凹陷中取穴。

解剖：皮肤、皮下组织、棘上韧带。穴区内浅层布有臀中皮神经，深层布有骶神经后支和骶中动脉，再深处为骶管裂孔。

主治：癫痫，头痛，失眠，便秘，痔疮。

2. 腰俞

定位：在骶部，后正中线上，适对骶管裂孔。（图3）

经属：督脉。

取穴：病人俯卧位，在后正中线上、适对骶管裂孔处取穴。

解剖：皮肤、皮下组织、骶尾背侧韧带、骶管。浅层布有第5骶神经的后支，深层布有尾丛。

主治：月经不调，不孕症，痔疮，便秘，腰脊强痛，下肢痿痹，癫痫。

3. 十七椎

定位：在腰部，后正中线上，第5腰椎棘突下凹陷中。（图3）

经属：经外奇穴。

取穴：病人俯卧位，两髂嵴连线平第4腰椎棘突，再向下一个椎体为第5腰椎棘突，在该棘突下凹陷中取穴。

解剖：皮肤、皮下组织、腰背筋膜、棘上韧带、棘间韧带。浅层布有第5腰神经后支的皮支和伴行的动、静脉，深层布有第5腰神经后支

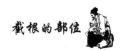

的分支和棘突间的椎外（后）静脉。

主治：腰腿痛，下肢瘫痪，月经不调，崩漏，不孕症，痛经。此穴是痛经要穴。

4. 腰阳关

定位：在腰部，后正中线上，第4腰椎棘突下凹陷中。（图3）

经属：督脉。

取穴：病人俯卧位，在两髂嵴最高点连线中点下方的凹陷处取穴。

解剖：皮肤、皮下组织、棘上韧带、棘间韧带、弓间韧带。浅层主要分布有第4腰神经后支的内侧支和伴行的动、静脉；深层布有棘突间的椎外（后）静脉丛，第4腰神经后支的分支和第4腰动、静脉背侧支的分支或属支。

主治：腰骶部疼痛，下肢痿痹，月经不调，赤白带下，不孕症，遗精，阳痿。

5. 下极俞

定位：在腰部，后正中线上，第3腰椎棘突下凹陷中。（图3）

经属：经外奇穴。

取穴：病人俯卧位，先通过两髂嵴连线的中点找到第4腰椎棘突，再在其上方凹陷中取穴。

解剖：皮肤、皮下组织、棘上韧带、棘间韧带。浅层布有第4腰神经后支的内侧支和伴行的动、静脉，深层布有第4腰神经后支的分支和第4腰动、静脉背侧支的分支或属支。

主治：腰痛，腹痛，泄泻，小便不利，遗尿，下肢酸痛。

6. 命门

定位：在腰部，后正中线上，第2腰椎棘突下凹陷中。（图3）

经属：督脉。

取穴：病人俯卧位，在后正中线上、第2腰椎棘突下凹陷中取穴。

解剖：皮肤、皮下组织、棘上韧带、棘间韧带、弓间韧带。浅层布有第2腰神经后支的内侧支和伴行的动、静脉；深层布有棘突间的椎外（后）静脉丛，第2腰神经后支的分支和第2腰动、静脉背侧支的分支或属支。

主治：腰脊强痛，下肢痿痹，小腹冷痛，腹泻，头昏，耳鸣，以及女性赤白带下、月经不调、痛经、经闭、不孕症等，男性遗精、阳痿、精冷不育、小便频数等。

7. 悬枢

定位：在腰部，后正中线上，第1腰椎棘突下凹陷中。（图3）

经属：督脉。

取穴：病人俯卧位，在后正中线上、第1腰椎棘突下凹陷中取穴。

解剖：皮肤、皮下组织、棘上韧带、棘间韧带。浅层布有第1腰神经后支的内侧支和伴行的动、静脉；深层布有棘突间的椎外（后）静脉丛，第1腰神经后支的分支和第1腰动、静脉背侧支的分支或属支。

主治：肠腹疾病，如腹泻、腹痛、腹胀、痢疾等，以及腰脊强痛。

8. 接脊

定位：在背腰部，第12胸椎棘突下凹陷中。（图3）

经属：经外奇穴。

取穴：病人俯卧位，通过两髂嵴连线找到第4腰椎，再向上推3个椎体即第1腰椎棘突，在其上方的凹陷中取穴。

解剖：皮肤、皮下组织、腰背筋膜、棘上韧带、棘间韧带。浅层布有第12胸神经后支的内侧皮支和伴行的动、静脉；深层布有棘突间的椎外（后）静脉丛，第12胸神经后支的分支和第12肋间后动、静脉背侧支的分支或属支。

主治：小儿痢疾，脱肛，腹痛，腰背痛，泄泻，消化不良，癫痫，疝气。

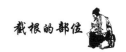

9. 脊中

定位：在背部，后正中线上，第 11 胸椎棘突下凹陷中。（图 3）

经属：督脉。

取穴：病人俯卧位，在后正中线上、第 11 胸椎棘突下凹陷中取穴。

解剖：皮肤、皮下组织、棘上韧带、棘间韧带。浅层布有第 11 胸神经后支的内侧皮支和伴行的动、静脉；深层布有棘突间的椎外（后）静脉丛，第 11 胸神经后支的分支和第 11 肋间后动、静脉背侧支的分支或属支。

主治：黄疸，泄泻，痔疮，脱肛，癫痫，小儿疳积，腰脊强痛。

10. 中枢

定位：在背部，后正中线上，第 10 胸椎棘突下凹陷处。（图 3）

经属：督脉。

取穴：病人俯卧位，在后正中线上、第 10 胸椎棘突下凹陷中取穴。

解剖：皮肤、皮下组织、棘上韧带、棘间韧带。浅层布有第 10 胸神经后支的内侧皮支和伴行的动、静脉；深层布有棘突间的椎外（后）静脉丛，第 10 胸神经后支的分支和第 10 肋间后动、静脉背侧支的分支或属支。

主治：黄疸，呕吐，腹满，腰脊强痛。

11. 筋缩

定位：在背部，后正中线上，在第 9 胸椎棘突下凹陷中。（图 3）

经属：督脉。

取穴：病人俯卧位，在后正中线上、第 9 胸椎棘突下凹陷中取穴。

解剖：皮肤、皮下组织、棘上韧带、棘间韧带。浅层布有第 9 胸神经后支的内侧皮支和伴行的动、静脉；深层布有棘突间的椎外（后）静脉丛，第 9 胸神经后支的分支和第 9 肋间动、静脉背侧支的分支或属支。

主治：癫痫，抽搐，脊强，胃痛。

12. 至阳

定位：在背部，后正中线上，第7胸椎棘突下凹陷中。（图4）

经属：督脉。

取穴：病人俯卧位，两肩胛下角平第7胸椎，在其棘突下凹陷中取穴。

解剖：皮肤、皮下组织、棘上韧带、棘间韧带。浅层布有第7胸神经后支的内侧皮支和伴行的动、静脉；深层布有棘突间的椎外（后）静脉丛，第7胸神经后支的分支和第7肋间后动、静脉背侧支的分支或属支。

主治：胃脘疼痛，冠心病心绞痛，黄疸，胸胁胀满，胸闷，咳嗽，气喘，腰背疼痛，脊强。

13. 灵台

定位：在背部，后正中线上，第6胸椎棘突下凹陷中。（图4）

经属：督脉。

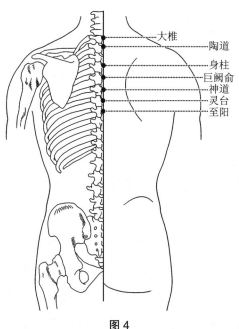

图4

取穴：病人俯卧位，在后正中线上、第6胸椎棘突下凹陷中取穴。

解剖：皮肤、皮下组织、棘上韧带、棘间韧带。浅层布有第6胸神经后支的内侧皮支和伴行的动、静脉；深层布有棘突间的椎外（后）静脉丛，第6胸神经后支的分支和第6肋间后动、静脉背侧支的分支或属支。

主治：咳嗽，气喘，胃痛，冠心病心绞痛，脊背强痛，疔疮。

14. 神道

定位：在背部，后正中线上，第5胸椎棘突下凹陷中。（图4）

经属：督脉。

取穴：病人俯卧位，在后正中线上、第5胸椎棘突下凹陷中取穴。

解剖：皮肤、皮下组织、棘上韧带、棘间韧带。浅层布有第5胸神经后支的内侧皮支和伴行的动、静脉；深层布有棘突间的椎外（后）静脉丛，第5胸神经后支的分支和第5肋间后动、静脉背侧支的分支或属支。

主治：神志病，如心悸、心痛、失眠、健忘；肺系病，如咳嗽、气喘；经脉病，如脊背强痛。

15. 巨阙俞

定位：在背部，后正中线上，第4胸椎棘突下凹陷中。（图4）

经属：经外奇穴。

取穴：病人俯卧位，先通过两肩胛下角连线找到第7胸椎棘突，再向上推2个椎体即第5胸椎棘突，在其上方凹陷中取穴。

解剖：皮肤、皮下组织、棘上韧带、棘间韧带。浅层布有第4胸神经后支的内侧皮支和伴行的动、静脉；深层布有棘突间的椎外（后）静脉丛，第4胸神经后支的分支和第4肋间后动、静脉背侧支的分支或属支。

主治：心痛，失眠，肩背痛，咳嗽，气喘，胸肋痛。

16. 身柱

定位：在背部，后正中线上，第3胸椎棘突下凹陷中。（图4）

经属：督脉。

取穴：病人俯卧位，在后正中线上、第3胸椎棘突下凹陷中取穴。

解剖：皮肤、皮下组织、棘上韧带、棘间韧带。浅层布有第3胸神经后支的内侧皮支和伴行的动、静脉；深层布有棘突间的椎外（后）静脉丛，第3胸神经后支的分支和第3肋间后动、静脉背侧支的分支或属支。

主治：咳嗽，气喘，癫痫，脊背强痛，痤疮，皮肤瘙痒，乳腺炎，乳腺纤维瘤，疔疮，疖肿。

17. 陶道

定位：在背部，后正中线上，第1胸椎棘突下凹陷中。（图4）

经属：督脉。

取穴：病人俯卧位，在后正中线上、第1胸椎棘突下凹陷中取穴。

解剖：皮肤、皮下组织、棘上韧带、棘间韧带。浅层布有第1胸神经后支的内侧皮支和伴行的动、静脉；深层布有棘突间的椎外（后）静脉丛，第1胸神经后支的分支和第1肋间后动、静脉背侧支的分支或属支。

主治：癫痫，脊背强痛，咳喘，疟疾，热病，骨蒸潮热。

18. 大椎

定位：在颈部，后正中线上，第7颈椎棘突下凹陷中。（图4）

经属：督脉。

取穴：病人俯卧位，于后正中线上、第7颈椎棘突下凹陷中取穴。

解剖：皮肤、皮下组织、棘上韧带、棘间韧带。浅层布有第8颈神经后支的内侧支和棘突间皮下静脉丛，深层布有棘突间的椎外（后）静脉丛和第8颈神经后支的分支。

主治：外感病，如热病、疟疾、恶寒发热、咳嗽、气喘等；神志病，如癫狂痫、小儿惊风等；经脉病，如眩晕、头项及肩背疼痛；其他，如风疹、痤疮等。

（二）背部甲寅线（顾氏医学夹脊穴）

谈到截根疗法必须使用的穴位，不得不提的就是位于督脉两旁的甲寅线（脊柱两侧旁开1寸处，图5），其为顾氏医学夹脊穴所在处。

相传，早在汉代华佗就发现人体的脊柱从胸1节开始依次排列到腰5节（十七椎），每个脊椎两侧0.5寸的位置，都各自具有特殊治疗作用。有学者认为，夹脊穴是华佗对脏腑背俞穴的特殊定位，也有学者认为夹脊穴是华佗在实践中对《明堂经》背俞穴定位的合理改动。因此，夹脊穴又称为"华佗夹脊穴"，被归入经外奇穴之中。

《素问·金匮真言论篇》中记载："中央为土，病在脾，俞在脊。"又《素问·缪刺论篇》曰："邪客于足太阳之络，令人拘挛背急，引胁而痛，内引心而痛，刺之从项始数脊椎侠脊，疾按之应手如痛，刺之旁三痏，立已。"又《肘后备急方》中记载："华佗治霍乱已死，上屋唤魂，又以诸治皆至，而犹不瘥者，捧病患腹卧之，伸臂对以绳度两头，肘尖头依绳下夹背脊大骨穴中，去脊各一寸，灸之百壮；不治者，可灸肘椎，已试数百人，皆灸毕而起坐，佗以此术传子孙，代代皆秘之。"

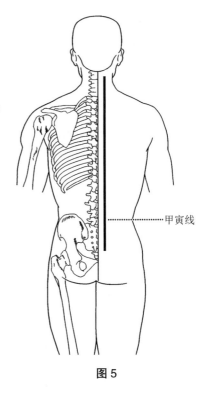

甲寅线

图 5

人体脊柱两侧的夹脊穴，与人体的脏腑相对应，脏腑功能失常时相应的夹脊穴处就会出现酸痛、刺痛等不适的感觉，而刺激这些部位可以调节和提高相应的脏腑功能。如果自上而下对所有夹脊穴进行刺激，可以说是刺激了全身各个脏腑，对许多经久不愈的疾病，都有意想不到的功效。

从经络的分布上看，夹脊穴位于督脉与足太阳膀胱经之间，因此它与这两者关系密切。又手足三阳经皆与督脉相通，尤其是足太阳膀胱经之背俞穴均在夹脊穴的外侧，其脏腑的经脉又与督脉相通，故背俞穴与督脉在功效方面有相通之处，两者有极为密切的联系。夹脊穴位于督脉和膀胱经二者中间，且各个穴位均与背俞穴、督脉上的穴位相平行，因而它兼有二者的功能：既可以起到背俞穴的作用，调整脏腑，补益气血，疏通经络；又能资助督脉，调整全身的阳气，补充背俞穴之不足。

　　从经络理论角度探讨，夹脊穴内侧挨着督脉，外侧邻着膀胱经。督脉的分支有与足太阳膀胱经同行及相通者，督脉的络脉分布在脊柱两旁又与足太阳膀胱经相互贯通。夹脊穴的治疗效应是通过督脉之别、督脉和膀胱经得以发挥的。督脉为"阳脉之都纲""总督诸阳"；足太阳膀胱经为巨阳，通过督脉之别与督脉之阳气化生精微。夹脊穴与脏腑背俞穴相邻，五脏六腑之气均于此转输。夹脊穴所在恰是督脉与膀胱经的经气外延覆盖之处，夹脊穴联络沟通二脉，具有调控二脉的枢纽作用。

　　夹脊穴可以强化人体各个脏腑的功能及协调平衡五脏六腑。夹脊穴在民间又被称作"气血的河路"，如果此河路受阻，脏腑功能则紊乱失衡。因此，夹脊穴不通是慢性疾病经久不愈的一个重要原因。所以，现代有人把刺激夹脊穴叫作神经根疗法。

　　由于截根疗法的大部分病种都是在背部甲寅线施术，所以民间中医认为截根疗法是华佗所传，包括顾显颖老师在内，都对此深信不疑。

　　传统的夹脊穴，自第1胸椎至第5腰椎棘突下两侧，旁开0.5寸处取穴，单侧17个穴位，两侧共计34个穴位。在截根疗法的临床运用中，后世医家扩大了传统夹脊穴的取穴范围，将颈段和骶段都列进来。顾氏医学所用夹脊穴，大致相当于颈3～骶4节棘突（有时会下至骶5节棘突）两侧各旁开1寸处。

　　在解剖学上，关于夹脊穴有如下论述：浅层布有斜方肌、背阔肌和菱形肌，中层布有上、下锯肌，深层布有骶棘肌和横突棘突间的短肌。每穴都有相应椎骨下方发出的脊神经后支及其伴行的动、静脉丛分布。

　　夹脊穴的主治范围较广，概括来说，一般头部疾病、甲状腺疾病、颈部淋巴结肿大、肩颈部和上肢疾病都可以选取颈3~7节夹脊穴，胸背部疾病、冠心病、肺癌、胃癌、肝癌、胰腺癌等选胸1~8节夹脊穴为宜，结肠癌、直肠癌、泌尿生殖系统疾病、腰部疾病、小腹及下肢疾病要用到胸9~骶4节夹脊穴。强直性脊柱炎的病人还要配合甲子线、甲辰线、甲午线的相关穴位进行截根；症状明显的，还可以在截根刀口上拔罐。

每节夹脊穴亦分别主治不同的疾病，具体如下。

颈3节：头面部、枕部、颈部疾病，如眩晕、头痛、牙痛、颈肩综合征、头面部湿疹和面瘫等。

颈4节：膈、口腔、喉头、双肩至三角肌等部位的疾病，如眩晕、恶心、呃逆、上肢麻痹、肩周疾病、落枕、鼻炎、鼻窦炎、牙痛等。

颈5节：胸闷、胸痹、心动过缓、恶心、呃逆，以及颈肩、上肢疼痛等。

颈6节：高血压、扁桃体肿大、肩部疼痛、拇指或食指麻木、上肢外侧麻木疼痛等。

颈7节：咽喉痛、气短、胸闷、颈肩痛、上肢后内侧麻木疼痛、第4~5指麻木疼痛等。

胸1节：气短、胸闷、期前收缩、手软无力、手臂疼痛、上臂内侧至肘下麻木疼痛等。

胸2节：气短、胸痛、心律失常、冠心病、心绞痛、肩周痛、上臂内侧至肘上麻木疼痛等。

胸3节：肺部疾病，如哮喘、支气管炎等。

胸4节：胸背痛、胸闷、冠心病、心绞痛等。

胸5节：胆囊疾病、低血压、胃痉挛、癫痫等。

胸6节：胃痉挛、胃胀、胃痛、消化不良等。

胸7节：胃痉挛、胃溃疡、消化不良、胃下垂等。

胸8节：免疫力低下、肝胆疾病、糖尿病等。

胸9节：性功能障碍、小便白浊、小便不利、荨麻疹、四末欠温、癫痫等。

胸 10 节：性功能障碍、小便不利等泌尿生殖系统疾病。

胸 11 节：性功能障碍、皮肤病、泌尿系统疾病等。

胸 12 节：下腹疼痛、疲劳综合征、不孕症、风湿性关节炎、类风湿关节炎、外生殖器疾病等。

腰 1 节：肠道功能紊乱，如便秘、腹泻、腰痛、下腹痛等。

腰 2 节：下腹痛、腰痛、性功能障碍等。

腰 3 节：尿频、尿无力、腰膝疼痛等。

腰 4 节：腰痛、坐骨神经痛、排尿困难、尿频或少尿、痔疮、小腿膝下前内侧至内踝麻木疼痛。

腰 5 节：下肢血液循环不良、腰腿麻木疼痛、小腿外前至足踇趾或次趾疼痛、月经不调等。

骶部：腰骶关节病变、下肢冷痛、足跟疼痛麻木、不孕症、癫狂痫等。其中骶 1 节，主小腿外侧至外三趾的疾病；骶 2 节，主跟腱、足底、大小腿后侧的疾病；骶 3~5 节，主会阴、肛门和生殖器的疾病。

（三）背部甲辰线（膀胱经第一侧线）

甲辰线（图 6），在背部正中线两侧，自颈 3 节椎体旁与背部正中线平行直至尾骨旁，距离背部正中线 1.5 寸，大致相当于足太阳膀胱经第一侧线的位置。自枕骨下第 3 颈椎旁起，经胸椎、腰椎旁至尾骶旁止。

一般而言，在选取甲寅线穴位施术时，可以同时选取甲辰线的相应腧穴作为配穴。甲辰线上不同位置的腧穴，可以治疗不同脏腑的疾病。如第 3 胸椎旁可以治疗呼吸系统疾病；第 9~11 胸椎旁可以治疗泌尿系统疾病；第 2 腰椎旁可以治疗生殖系统疾病。

甲辰线常用腧穴如下。

1. 大杼

定位：在背部，当第 1 胸椎棘突下，旁开 1.5 寸。（图 7）

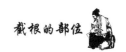

经属：足太阳膀胱经，八会穴之骨会。

取穴：病人俯卧位，后颈部最高点为第 7 颈椎，其下一个椎体为第 1 胸椎，在第 1 胸椎棘突下旁开 1.5 寸处取穴。

解剖：皮肤、皮下组织、斜方肌、菱形肌、上后锯肌、颈夹肌、竖脊肌。浅层布有第 1、2 胸神经后支的内侧皮支和伴行的肋间后动、静脉背侧支的内侧皮支，深层布有第 1、2 胸神经后支的肌支和相应的肋间后动、静脉背侧支的分支等。

主治：咳嗽，发热，头痛，肩背痛，颈项拘急。

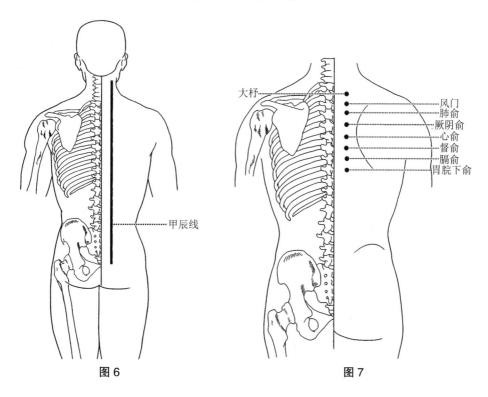

图 6　　　　　　　　　　　　　　　　图 7

2. 风门

定位：在背部，当第 2 胸椎棘突下，旁开 1.5 寸。（图 7）

经属：足太阳膀胱经，足太阳膀胱经与督脉之交会穴。

取穴：病人俯卧位，肩胛骨内上角平对第3胸椎棘突，在其上凹陷中旁开1.5寸处取穴。

解剖：皮肤、皮下组织、斜方肌、菱形肌、上后锯肌、颈夹肌、竖脊肌。浅层布有第2、3胸神经后支的内侧皮支和伴行的肋间后动、静脉背侧支的内侧皮支，深层布有第2、3胸神经后支的肌支和相应的肋间后动、静脉背侧支的分支等。

主治：感冒，咳嗽，发热，头痛，项强，胸背痛。

3. 肺俞

定位：在背部，当第3胸椎棘突下，旁开1.5寸。（图7）

经属：足太阳膀胱经，肺之背俞穴。

取穴：病人俯卧位，肩胛骨内上角平对第3胸椎棘突，在其下凹陷中旁开1.5寸处取穴。

解剖：皮肤、皮下组织、斜方肌、菱形肌、上后锯肌、竖脊肌。浅层布有第3、4胸神经后支的内侧皮支和伴行的肋间后动、静脉背侧支的内侧皮支，深层布有第3、4胸神经后支的肌支和相应的肋间后动、静脉背侧支的分支或属支。

主治：咳嗽，气喘，吐血，骨蒸潮热，盗汗。

4. 厥阴俞

定位：在背部，当第4胸椎棘突下，旁开1.5寸。（图7）

经属：足太阳膀胱经，心包的背俞穴。

取穴：病人俯卧位，肩胛骨内上角平对第3胸椎棘突，在其下1个胸椎棘突下凹陷中旁开1.5寸处取穴。

解剖：皮肤、皮下组织、斜方肌、菱形肌、竖脊肌。浅层布有第4、5胸神经后支的内侧皮支和伴行的肋间后动、静脉背侧支，深层布有第4、5胸神经后支的肌支和相应的肋间后动、静脉背侧支的分支或属支。

主治：心痛，心悸，胸闷，气短，咳喘，逆气，呕吐，胸背痛。

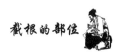

5. 心俞

定位：在背部，当第5胸椎棘突下，旁开1.5寸。（图7）

经属：足太阳膀胱经，心之背俞穴。

取穴：病人俯卧位，找到与肩胛下角平齐的第7胸椎棘突，在其上2个胸椎棘突下凹陷中旁开1.5寸处取穴。

解剖：皮肤、皮下组织、斜方肌、菱形肌下缘、竖脊肌。浅层布有第5、6胸神经后支的内侧皮支和伴行的动、静脉，深层布有第5、6胸神经后支的肌支和相应的肋间后动、静脉背侧支的分支或属支。

主治：心痛，心悸，失眠，健忘，癫狂痫证，咳嗽，咯血，胸背疼痛。

6. 督俞

定位：在背部，当第6胸椎棘突下，旁开1.5寸。（图7）

经属：足太阳膀胱经。

取穴：病人俯卧位，找到与肩胛下角平齐的第7胸椎棘突，在其上1个胸椎棘突下凹陷中旁开1.5寸处取穴。

解剖：皮肤、皮下组织、斜方肌、竖脊肌。浅层布有第6、7胸神经后支的内侧皮支和伴行的动、静脉，深层布有第6、7胸神经后支的肌支和相应的肋间后动、静脉背侧支的分支或属支。

主治：胸闷，心痛，咳嗽，气喘，呃逆，气逆，胃脘疼痛，腹胀肠鸣。

7. 膈俞

定位：在背部，当第7胸椎棘突下，旁开1.5寸。（图7）

经属：足太阳膀胱经，八会穴之血会。

取穴：病人俯卧位，在与肩胛下角平齐的第7胸椎棘突下凹陷中旁开1.5寸处取穴。

解剖：皮肤、皮下组织、斜方肌、背阔肌、竖脊肌。浅层布有第7、

8胸神经后支的内侧皮支和伴行的动、静脉，深层布有第7、8胸神经后支的肌支和相应的肋间后动、静脉背侧支的分支或属支。

主治：咳嗽，气喘，呃逆，呕吐，胃脘胀痛，肝胆疾病，癌症，背痛，脊强，血证，贫血，瘾疹，皮肤瘙痒，潮热，盗汗。此为截根大穴，顽症痼疾皆可用此穴。

8. 胃脘下俞

定位：在背部，当第8胸椎棘突下，旁开1.5寸。（图7）

经属：经外奇穴。

取穴：病人俯卧位，先通过两肩胛下角连线找到第7胸椎棘突，向下推1个椎体位置即第8胸椎棘突，在第8胸椎棘突下凹陷中旁开1.5寸处取穴。

解剖：皮肤、皮下组织、斜方肌、背阔肌、竖脊肌。浅层布有第8、9胸神经后支的内侧皮支和伴行的动、静脉，深层布有第8、9胸神经后支的肌支和相应的肋间后动、静脉背侧支的分支或属支。

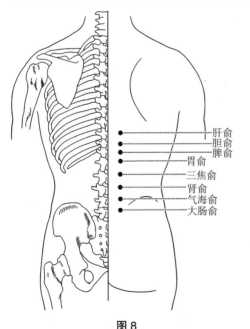

肝俞
胆俞
脾俞
胃俞
三焦俞
肾俞
气海俞
大肠俞

图8

主治：胃痛，腰痛，胸胁痛，消渴。

9. 肝俞

定位：在背部，当第9胸椎棘突下，旁开1.5寸。（图8）

经属：足太阳膀胱经，肝之背俞穴。

取穴：病人俯卧位，找到与肩胛下角平齐的第7胸椎棘突，在其下2个胸椎棘突下凹陷中旁开1.5寸处取穴。

解剖：皮肤、皮下组织、斜

方肌、背阔肌、下后锯肌、竖脊肌。浅层布有第9、10胸神经后支的皮支和伴行的动、静脉，深层布有第9、10胸神经后支的肌支和相应的肋间后动、静脉的分支或属支。

主治：黄疸，慢性乙型肝炎，胸胁胀痛，乳腺疾病，目疾，癫狂，脊背痛。

10. 胆俞

定位：在背部，当第10胸椎棘突下，旁开1.5寸。（图8）

经属：足太阳膀胱经，胆之背俞穴。

取穴：病人俯卧位，找到与肩胛下角平齐的第7胸椎棘突，在其下3个胸椎棘突下凹陷中旁开1.5寸处取穴。

解剖：皮肤、皮下组织、斜方肌、背阔肌、下后锯肌、竖脊肌。浅层布有第10、11胸神经后支的皮支和伴行的动、静脉，深层布有第10、11胸神经后支的肌支和相应的肋间后动、静脉的分支或属支。

主治：黄疸，口苦，胁痛，肺结核，潮热。

11. 脾俞

定位：在背部，当第11胸椎棘突下，旁开1.5寸。（图8）

经属：足太阳膀胱经，脾之背俞穴。

取穴：病人俯卧位，在第11胸椎棘突下凹陷中旁开1.5寸处取穴。

解剖：皮肤、皮下组织、背阔肌、下后锯肌、竖脊肌。浅层布有第11、12胸神经后支的皮支和伴行的动、静脉，深层布有第11、12胸神经后支的肌支和相应的肋间与肋下动、静脉的分支或属支。

主治：腹胀，腹痛，腹泻，呕吐，痢疾，便血，背痛。

12. 胃俞

定位：在背部，当第12胸椎棘突下，旁开1.5寸。（图8）

经属：足太阳膀胱经，胃之背俞穴。

取穴：病人俯卧位，沿脊柱从上到下摸到最后一个有肋骨的胸椎即第12胸椎,在其棘突下凹陷中旁开1.5寸处取穴。

解剖:皮肤、皮下组织、背阔肌腱膜、竖脊肌。浅层布有第12胸神经和第1腰神经后支的皮支和伴行的动、静脉,深层布有第12胸神经和第1腰神经后支的肌支和相应的动、静脉的分支或属支。

主治:胃脘痛、呕吐、腹胀等脾胃疾病。

13. 三焦俞

定位:在腰部,当第1腰椎棘突下,旁开1.5寸。(图8)

经属:足太阳膀胱经,三焦之背俞穴。

取穴:病人俯卧位,腰部从上到下第一个没有肋骨的椎体即为第1腰椎,在其棘突下凹陷中旁开1.5寸处取穴。

解剖:皮肤、皮下组织、背阔肌腱膜、竖脊肌。浅层布有第1、2腰神经后支的皮支和伴行的动、静脉,深层布有第1、2腰神经后支的肌支和相应的腰动、静脉背侧支的分支或属支。

主治:胃脘痛,腹胀,呕吐,完谷不化,胸胁痛。

14. 肾俞

定位:在腰部,当第2腰椎棘突下,旁开1.5寸。(图8)

经属:足太阳膀胱经,肾之背俞穴。

取穴:病人俯卧位,腰部从上到下第一个没有肋骨的椎体即为第1腰椎,在其下一个腰椎棘突下凹陷中旁开1.5寸处取穴。

解剖:皮肤、皮下组织、胸腰筋膜浅层、竖脊肌。浅层布有第2、3腰神经后支的皮支和伴行的动、静脉,深层布有第2、3腰神经后支的肌支和相应的腰动、静脉背侧支的分支或属支。

主治:腰痛,遗尿,遗精,阳痿,不孕症,月经不调,带下,耳鸣耳聋,小便不利。

15. 气海俞

定位:在腰部,当第3腰椎棘突下,旁开1.5寸。(图8)

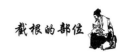

经属：足太阳膀胱经。

取穴：病人俯卧位，两髂前上棘连线平对第4腰椎，在其上方凹陷中旁开1.5寸处取穴。

解剖：皮肤、皮下组织、胸腰筋膜浅层、竖脊肌。浅层布有第3、4腰神经后支的皮支和伴行的动、静脉，深层布有第3、4腰神经后支的肌支和相应的腰动、静脉的分支或属支。

主治：腰痛，痛经，肠鸣，痔疾。

16. 大肠俞

定位：在腰部，当第4腰椎棘突下，旁开1.5寸。（图8）

经属：足太阳膀胱经，大肠之背俞穴。

取穴：病人俯卧位，两髂前上棘连线平对第4腰椎，在其下方凹陷中旁开1.5寸处取穴。

解剖：皮肤、皮下组织、胸腰筋膜浅层、竖脊肌。浅层布有第4、5腰神经后支的皮支和伴行的动、静脉，深层布有第4、5腰神经后支的肌支和有关动、静脉的分支或属支。

主治：腹胀，腹泻，便秘，腰腿痛。

17. 关元俞

定位：在腰部，当第5腰椎棘突下，旁开1.5寸。（图9）

经属：足太阳膀胱经。

取穴：两髂前上棘连线平对第4腰椎，在其下一个腰椎棘突下凹陷中旁开1.5寸处取穴。

解剖：皮肤、皮下组织、胸腰筋膜浅层、竖脊肌。浅层布有第5腰神经和第1骶神经后支的皮支和伴行的动、静脉，深层布有第5腰神经后支的肌支。

主治：腹胀，泄泻，小便频数或不利，遗尿，腰痛。

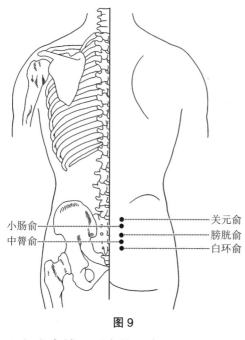

小肠俞—
中膂俞—

—关元俞
—膀胱俞
—白环俞

图 9

18. 小肠俞

定位：在骶部，平第 1 骶后孔，当骶正中嵴旁开 1.5 寸。（图 9）

经属：足太阳膀胱经，小肠之背俞穴。

取穴：病人俯卧位，此穴位于骶部，第 1 骶椎棘突下旁开 1.5 寸，与第 1 骶后孔齐平。

解剖：皮肤、皮下组织、臀大肌、竖脊肌。浅层布有臀中皮神经，深层布有臀下神经的属支和相应脊神经后支的肌支。

主治：遗精，遗尿，带下，小腹胀痛，泄泻，痢疾，腰腿痛。

19. 膀胱俞

定位：在骶部，平第 2 骶后孔，当骶正中嵴旁开 1.5 寸。（图 9）

经属：足太阳膀胱经，膀胱之背俞穴。

取穴：病人俯卧位，在第 2 骶椎棘突下旁开 1.5 寸处取穴，此穴与第 2 骶后孔齐平。

解剖：皮肤、皮下组织、臀大肌、竖脊肌。浅层布有臀中皮神经，深层布有臀下神经的属支和相应脊神经后支的肌支。

主治：小便不利，遗尿，腰腿痛，腹泻，便秘。

20. 中膂俞

定位：在骶部，平第 3 骶后孔，当骶正中嵴旁开 1.5 寸。（图 9）

经属：足太阳膀胱经。

取穴：病人俯卧位，在第 3 骶椎棘突下旁开 1.5 寸处取穴，此穴与第

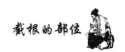

3 骶后孔齐平。

解剖：皮肤、皮下组织、臀大肌、骶结节韧带。浅层布有臀中皮神经，深层布有臀下神经的属支和臀上、下动脉与静脉的分支或属支。

主治：腰腿痛，消渴，痢疾。

21. 白环俞

定位：在骶部，平第4骶后孔，当骶正中嵴旁开1.5寸。（图9）

经属：足太阳膀胱经。

取穴：病人俯卧位，在第4骶椎棘突下旁开1.5寸处取穴，此穴与第4骶后孔齐平。

解剖：皮肤、皮下组织、臀大肌、骶结节韧带、梨状肌。浅层布有臀中、下皮神经；深层布有臀上、下动脉与静脉的分支或属支，骶神经丛，骶静脉丛。

主治：腰腿痛，带下，遗精，月经不调。

22. 上髎

定位：在骶部，当髂后上棘与后正中线之间，适对第1骶后孔。（图10）

经属：足太阳膀胱经。

取穴：病人俯卧位，在髂后上棘与后正中线之间、适对第1骶后孔处取穴。

解剖：皮肤、皮下组织、胸腰筋膜浅层、竖脊肌。浅层布有臀中皮神经，深层布有第1骶神经和骶外侧动、静脉的后支。

主治：腰痛，遗精，阳痿，带下，月经不调，大小便不利。

23. 次髎

定位：在骶部，当髂后上棘与后正中线之间，适对第2骶后孔。（图10）

经属：足太阳膀胱经。

取穴：病人俯卧位，在髂后上棘与后正中线之间、适对第2骶后孔

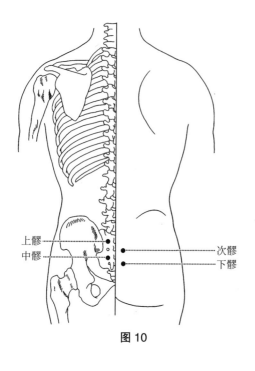

上髎
中髎
次髎
下髎

图 10

处取穴。

解剖：皮肤、皮下组织、竖脊肌、第 2 骶后孔。浅层布有臀中皮神经，深层布有第 2 骶神经和骶外侧动、静脉的后支。

主治：月经不调，痛经，带下，小便不利，遗精，疝气，腰骶痛，下肢痿痹。

24. 中髎

定位：在骶部，当髂后上棘与后正中线之间，适对第 3 骶后孔。（图 10）

经属：足太阳膀胱经。

取穴：病人俯卧位，在髂后上棘与后正中线之间、适对第 3 骶后孔处取穴。

解剖：皮肤、皮下组织、臀大肌、竖脊肌。浅层布有臀中皮神经，深层布有第 3 骶神经和骶外侧动、静脉的后支。

主治：腰痛，小便不利，便秘，小腹痛，赤白带下。

25. 下髎

定位：在骶部，当髂后上棘与后正中线之间，适对第 4 骶后孔。（图 10）

经属：足太阳膀胱经。

取穴：病人俯卧位，在髂后上棘与后正中线之间、适对第 4 骶后孔处取穴。

解剖：皮肤、皮下组织、臀大肌、竖脊肌。浅层布有臀中皮神经，深层布有臀上、下动脉和静脉的分支或属支，臀下神经，第 4 骶神经和

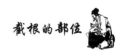

骶外侧动、静脉的后支。

主治：腰痛，小便不利，肠鸣，便秘，小腹痛。

（四）背部甲午线（膀胱经第二侧线）

甲午线（图11），在背部正中线两侧，从肩胛内侧起，与背部甲辰线平行，上点平第1胸椎棘突，下点平尾骨尖，距离背部正中线3寸，大致相当于足太阳膀胱经第二侧线。自第1胸椎旁起，经胸椎、腰椎旁至骶部止。

甲午线的穴位可以辅助甲辰线的穴位，还可以治疗局部和相应脏腑的疾病，包括呼吸系统疾病、循环系统疾病、消化系统疾病、泌尿生殖系统疾病、神经系统疾病，以及本经所过部位的多种病证。例如，肩胛区穴位对头面和眼部疾病疗效显著，腰部穴位可以治疗泌尿生殖系统疾病和下肢疾病。

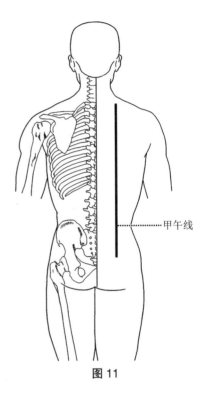

甲午线

图 11

甲午线常用腧穴如下。

1. 附分

定位：在背部，当第2胸椎棘突下，旁开3寸。（图12）

经属：足太阳膀胱经，手太阳小肠经与足太阳膀胱经交会穴。

取穴：病人俯卧位，在第2胸椎棘突下、背部正中线旁开3寸处取穴。

解剖：皮肤、皮下组织、斜方肌、菱形肌、上后锯肌、竖脊肌。浅层布有第2、3胸神经后支的皮支和伴行的动、静脉；深层布有肩胛背神

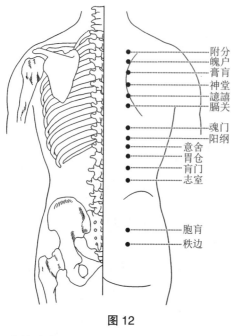

图 12

附分
魄户
膏肓
神堂
譩譆
膈关
魂门
阳纲
意舍
胃仓
肓门
志室

胞肓
秩边

经，肩胛背动、静脉，第 2、3 胸神经后支的肌支和相应的肋间后动、静脉背侧支的分支或属支。

主治：颈项强痛，肩背拘急，肘臂麻木。

2. 魄户

定位：在背部，当第 3 胸椎棘突下，旁开 3 寸。（图 12）

经属：足太阳膀胱经。

取穴：病人俯卧位，在第 3 胸椎棘突下、背部正中线旁开 3 寸处取穴。

解剖：皮肤、皮下组织、斜方肌、菱形肌、上后锯肌、竖脊肌。浅层布有第 3、4 胸神经后支的皮支和伴行的动、静脉；深层布有肩胛背神经，肩胛背动、静脉，第 3、4 胸神经后支的肌支和相应的肋间后动、静脉背侧支的分支或属支。

主治：咳嗽，气喘，肺痨，项强，肩背痛。

3. 膏肓

定位：在背部，当第 4 胸椎棘突下，旁开 3 寸。（图 12）

经属：足太阳膀胱经。

取穴：病人俯卧位，在第 4 胸椎棘突下、背部正中线旁开 3 寸处取穴。

解剖：皮肤、皮下组织、斜方肌、菱形肌、竖脊肌。浅层布有第 4、5 胸神经后支的皮支和伴行的动、静脉；深层布有肩胛背神经，肩胛背动、静脉，第 4、5 胸神经后支的肌支和相应的肋间后动、静脉背侧支的

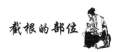

分支或属支。

主治：咳嗽，气喘，肺痨，肩胛痛，以及健忘、盗汗、遗精、纳差、便溏、消瘦乏力等虚损性疾病。

4. 神堂

定位：在背部，当第 5 胸椎棘突下，旁开 3 寸。（图 12）

经属：足太阳膀胱经。

取穴：病人俯卧位，在第 5 胸椎棘突下、背部正中线旁开 3 寸处取穴。

解剖：皮肤、皮下组织、斜方肌、菱形肌、竖脊肌。浅层布有第 5、6 胸神经后支的皮支和伴行的动、静脉；深层布有肩胛背神经，肩胛背动、静脉，第 5、6 胸神经后支的肌支和相应的肋间后动、静脉背侧支的分支或属支。

主治：心痛，心悸，失眠，胸闷，咳嗽，气喘，脊背强痛。

5. 譩譆

定位：在背部，当第 6 胸椎棘突下，旁开 3 寸。（图 12）

经属：足太阳膀胱经。

取穴：病人俯卧位，在第 6 胸椎棘突下、背部正中线旁开 3 寸处取穴。

解剖：皮肤、皮下组织、斜方肌、菱形肌、竖脊肌。浅层布有第 6、7 胸神经后支的皮支和伴行的动、静脉；深层布有肩胛背神经，肩胛背动、静脉，第 6、7 胸神经后支的肌支和相应的肋间后动、静脉背侧支的分支或属支。

主治：咳嗽，气喘，疟疾，热病无汗，目眩，目痛，鼻衄，胸痛引背，肩背痛。

6. 膈关

定位：在背部，当第 7 胸椎棘突下，旁开 3 寸。（图 12）

经属：足太阳膀胱经。

取穴：病人俯卧位，在第 7 胸椎棘突下、背部正中线旁开 3 寸处取穴。

解剖：皮肤、皮下组织、斜方肌、菱形肌、竖脊肌。浅层布有第 7、8 胸神经后支的皮支和伴行的动、静脉；深层布有肩胛背神经，肩胛背动、静脉，第 7、8 胸神经后支的肌支和相应的肋间后动、静脉背侧支的分支或属支。

主治：胸闷，嗳气，饮食不下，噎膈，呃逆，呕吐，脊背强痛。

7. 魂门

定位：在背部，当第 9 胸椎棘突下，旁开 3 寸。（图 12）

经属：足太阳膀胱经。

取穴：病人俯卧位，在第 9 胸椎棘突下、背部正中线旁开 3 寸处取穴。

解剖：皮肤、皮下组织、背阔肌、下后锯肌、竖脊肌。浅层布有第 9、10 胸神经后支的外侧皮支和伴行的动、静脉，深层布有第 9、10 胸神经后支的肌支和相应的肋间后动、静脉背侧支的分支或属支。

主治：胸胁痛，背痛，呕吐，泄泻。

8. 阳纲

定位：在背部，当第 10 胸椎棘突下，旁开 3 寸。（图 12）

经属：足太阳膀胱经。

取穴：病人俯卧位，在第 10 胸椎棘突下、背部正中线旁开 3 寸处取穴。

解剖：皮肤、皮下组织、背阔肌、下后锯肌、竖脊肌。浅层布有第 10、11 胸神经后支的外侧皮支和伴行的动、静脉，深层布有第 10、11 胸神经后支的肌支和相应的肋间后动、静脉背侧支的分支或属支。

主治：腹痛，肠鸣，泄泻，黄疸，消渴。

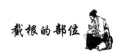

9. 意舍

定位：在背部，当第 11 胸椎棘突下，旁开 3 寸。（图 12）

经属：足太阳膀胱经。

取穴：病人俯卧位，在第 11 胸椎棘突下、背部正中线旁开 3 寸处取穴。

解剖：皮肤、皮下组织、背阔肌、下后锯肌、竖脊肌。浅层布有第 11、12 胸神经后支的外侧皮支和伴行的动、静脉，深层布有第 11、12 胸神经后支的肌支和相应的肋间后动、静脉背侧支的分支或属支。

主治：腹胀，肠鸣，呕吐，泄泻。

10. 胃仓

定位：在背部，当第 12 胸椎棘突下，旁开 3 寸。（图 12）

经属：足太阳膀胱经。

取穴：病人俯卧位，在第 12 胸椎棘突下、背部正中线旁开 3 寸处取穴。

解剖：皮肤、皮下组织、背阔肌、下后锯肌、竖脊肌、腰方肌。浅层布有第 12 胸神经和第 1 腰神经后支的外侧皮支和伴行的动、静脉，深层布有第 12 胸神经和第 1 腰神经后支的肌支和相应的肋间后动、静脉背侧支的分支或属支。

主治：胃脘痛，腹胀，小儿食积，水肿，背脊痛。

11. 肓门

定位：在腰部，当第 1 腰椎棘突下，旁开 3 寸。（图 12）

经属：足太阳膀胱经。

取穴：病人俯卧位，在第 1 腰椎棘突下，背部正中线旁开 3 寸处取穴。

解剖：皮肤、皮下组织、背阔肌、竖脊肌、腰方肌。浅层布有第 1、2 腰神经后支的外侧皮支和伴行的动、静脉，深层布有第 1、2 腰神经后支的肌支和第 1 腰背动、静脉背侧支的分支或属支。

主治：腹痛，痞块，便秘，乳疾。

12. 志室

定位：在腰部，当第 2 腰椎棘突下，旁开 3 寸。（图 12）

经属：足太阳膀胱经。

取穴：病人俯卧位，在第 2 腰椎棘突下、背部正中线旁开 3 寸处取穴。

解剖：皮肤、皮下组织、背阔肌、竖脊肌、腰方肌。浅层布有第 1、2 腰神经后支的外侧皮支和伴行的动、静脉，深层布有第 1、2 腰神经后支的肌支和相应的腰背动、静脉背侧支的分支或属支。

主治：遗精，阳痿，小便不利，水肿，腰脊强痛。

13. 胞肓

定位：在臀部，平第 2 骶后孔，骶正中嵴旁开 3 寸。（图 12）

经属：足太阳膀胱经。

取穴：病人俯卧位，在平第 2 骶后孔、骶正中嵴旁开 3 寸处取穴。

解剖：皮肤、皮下组织、臀大肌、臀中肌。浅层布有臀上皮神经和臀中皮神经；深层布有臀上神经，臀上动、静脉。

主治：肠鸣，腹胀，便秘，癃闭，阴肿，腰脊强痛。

14. 秩边

定位：在臀部，平第 4 骶后孔，骶正中嵴旁开 3 寸。（图 12）

经属：足太阳膀胱经。

取穴：病人俯卧位，在平第 4 骶后孔、骶正中嵴旁开 3 寸处取穴。

解剖：皮肤、皮下组织、臀大肌、臀中肌、臀小肌。浅层布有臀中皮神经和臀下皮神经；深层布有臀上、下神经，臀上、下动脉，臀上、下静脉。

主治：腰骶痛，下肢痿痹，小便不利，便秘，痔疾。

二、阿是穴

（一）以痛为腧

古代医家经过长期的探索与实践，发现一些可以治疗疾病的特定体表部位，他们不断对这些部位进行总结并为之确定名称而使之成为腧穴。《内经》对腧穴也有较多阐述，认为腧穴是"脉气所发""神气之所游行出入也，非皮肉筋骨也""以痛为腧""欲得而验之，按其处，应在中而痛解，乃其腧也"等，这充分说明了腧穴起源于压痛点。如《灵枢·杂病》说："心痛，当九节刺之。按已刺，按之立已；不已，上下求之，得之立已。"此处的心痛多指胃痛，九节大致相当于至阳穴处。治疗胃痛时，可在背部按压九节处，如果有效就是找对了穴位，如果无效就要在九节上下寻找压痛点或刺或按，亦可见效。又《素问·刺腰痛篇》说："厥阴之脉令人腰痛。腰中如张弓弩弦，刺厥阴之脉，在腨踵鱼腹之外，循之累累然，乃刺之。"《灵枢·五邪》也说："邪在肺，则病皮肤痛，寒热，上气喘，汗出，咳动肩背，取之膺中外俞（腧），背三节（五脏）之傍。以手疾按之，快然，乃刺之。"这都是寻找压痛点的治疗方法，即"以痛为腧"。但究其本质而言，阿是穴是疾病的外在反应点，同时也是临床治疗疾病的有效穴位。例如，明代《医说续编》与《类经图翼》中记载各种出血证，尤其是下血疾病，都会在命门穴发现痛点，且在此处治疗，疾病多能根治。

也有医家认为，先贤在诊疗活动中发现在一些压痛点施术可以减轻病痛，并将这些压痛点称为阿是穴，阿是穴并没有固定的部位，也没有固定的名称。相传在古时有医生为人治病，始终不得其法，有一次无意中按到病人某处，病人的病痛当即得到缓解，于是医生就在该处按压，病人大呼："啊！是啊！"接着，医生就在此处针灸，果然疾病好转，于是便把这一个特别的穴位命名为"阿是穴"，俗称作"压痛点"。

《备急千金要方》中记载："人有病痛，即令捏其上，若里当其处，不问孔穴，即得便快或痛处，即云'阿是'，灸刺皆验。"意思是说，临床上为病人做检查时，如果碰到反应敏感的部位，即以指代针压之，若病人症状明显缓解，抑或触痛非常明显，则该部位即为阿是穴。阿是穴又称作"不定穴"或"天应穴"。《玉龙歌》注说："不定穴，又名天应穴，但疼痛便针。"这种取穴方式，亦即《内经》所说的"以痛为腧"。

我们可以这样理解，经络是一条线，穴位是一个面，用针之时要在穴位附近 1~3 cm 范围内寻找明显的压痛点，并以拇指按之，如果病人病痛当即缓解的话，就在此处进针。如果某些压痛点不符合经穴或奇穴的位置，则单独作为阿是穴来应用。

另外，阿是穴不仅可以治疗相应脏腑的疾病，还可以辅助诊断疾病。例如，肝胆病病人，通常会在肝俞、胆俞附近有压痛点；肝阳上亢、肝胆湿热的病人，大多会在肝俞一带有明显的压痛点；肝炎病人，经常在肝炎穴处出现结节样、条索状物和压痛点。反之，在相关区域出现压痛点，也意味着病人可能患有某些脏腑疾病。例如，病人的肝炎穴处出现结节样、条索状物和压痛点时，则应高度怀疑肝炎。

（二）常见疾病的阿是穴

寻找与病变相关的阿是穴，一般首先寻找病变区域及周围的明显压痛点，当然压痛点不会只出现在病变局部，有时还会远离病灶。

心系疾病，阿是穴多在心俞、身柱、灵台及至阳等穴附近。例如，急性心绞痛病人，通常在左手手臂内侧有放射性疼痛和压痛。

肝胆病病人，常在肝俞、胆俞附近有压痛点。例如，肝阳上亢、肝胆湿热的病人，通常在肝俞会有明显的压痛点；肝炎病人，在肝炎穴会有隆起或压痛点。

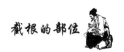

脾胃病病人，常在胃俞、脾俞等处有压痛点。

肺病病人，常在肩颈区域有放射性疼痛。如风门、肺俞、膏肓、膈俞等处会有压痛点。

肾与膀胱病病人，常在腰骶部尤其是肾俞、三焦俞、膀胱俞、八髎等处出现压痛点。

哮喘、支气管炎病人，常在肩胛区有压痛点。

失眠的病人，背部夹脊穴上会出现皮下结节样、条索状物和压痛点，心俞、神道、厥阴俞、膏肓、肝俞、胆俞、脾俞、胃俞、肾俞等处也较为多见。临床发现，失眠病人除常在心俞、厥阴俞部位出现质地中等硬度的圆形结节外，还会因疾病的不同证型而在相关的经脉或腧穴部位出现不同类型的阳性反应点。例如，肝阳上亢型，常伴有肝俞穴下条索状物；脾肾不足型，多在肾俞、脾俞穴下出现圆形结节；阴虚火旺型，则大多在太溪、太冲、三阴交等穴压痛反应明显。

神经症病人，其压痛点主要集中在督脉的神道、灵台、至阳穴。随着疾病的好转，痛点的数目会逐渐减少，疼痛程度也会逐渐减轻。

胸痛、心悸病人，在颈椎两侧距椎体 0.5~1 cm 处，用拇指指腹循按，常有酸痛、麻胀等反应。

心绞痛的病人，多在胸 2、6、7 节有压痛点，于压痛点治疗心绞痛，多有一针止痛的效果，且部分病人的心电图也会有所改善。

头痛病人，其压痛点常在肩胛区、肩胛冈下区、肩胛内缘区。

牙痛病人，沿脊柱胸 1 节棘突逐个向下按压，选出压痛最为明显的一个棘突，于此棘突下针刺治疗。

胃脘痛尤其是急性胃脘痛病人，一般在胸 3~7 节棘突之间有敏感点。

肝气犯胃、胃腑虚寒的病人，在胸段的华佗夹脊穴处常有明显的压痛点。

肩周炎病人，在冈上肌、肱二头肌上端、肱三头肌上端和三角肌等肩颈部区域常有压痛点。

腰痛病人，在腰部的腰阳关、骶髂关节、腰眼等处常有明显的压痛点。沿脊椎从悬枢穴按压至腰俞穴部位，可找到压痛点。

坐骨神经痛病人，在腰部夹脊穴和膀胱经循行处常有明显的压痛点，在肩胛冈之下的凹陷中亦会有压痛点。

膝痛病人，骶骨处多存在一明显的局限性压痛点，刺激该部位可产生显著的镇痛效果。

月经不调病人，在腰部腰阳关、十七椎和八髎穴部位有压痛点。

乳腺增生、乳腺纤维瘤和乳腺癌病人，常在肝俞、膈俞附近有明显的压痛点。

臀上皮神经炎病人，多可在腰骶关节附近找到压痛点。

慢性肠炎、神经衰弱和贫血病人，在枕后区常有麻胀等不适感。

女子白带量多或男子白淫者，常在臀部和尾骨尖有压痛点。

戒断综合征病人，通常在胸5~7节棘突下出现压痛点。压痛的疼痛程度随躯体症状的缓解逐渐降低。多数病人的至阳穴及其周围是敏感区。

三、阳性反应点

（一）阳性反应点的特征

《内经》中说："诸病于内，必形于外。"人体是一个有机的整体，皮肤与脏腑紧密相连，内部疾病可以反映在相应的体表上，表现为相应的阳性反应点，因而特定部位的阳性反应点可作辅助临床诊断之用。从阳性反应点的形状、颜色也可以判断病邪的深浅和疾病的轻重缓急。例如，红痧多为热证，暗红多为瘀血，白斑或色淡者主虚证、表证，褐色沉着多为慢性病变的印记。急证色鲜，慢病色暗。阳性反应点可以辅助临床诊断，也可以用于治疗相应脏腑的疾病。

腧穴是反应点，而反应点不一定是腧穴。反应点的范围较广，除了传统的腧穴，还包括皮肤异常改变点等一些在色泽或形态方面与正常体表不同的部位。从腧穴的起源、发展及本质来看，反应点应当是临床上针灸施术的首选部位。日本已故著名针灸学家代田文志先生认为，经络是疾病现于皮肤或者皮下组织的反应系统，经穴是经络上的反应点，在有反应点的经穴上施以针灸，当反应消失时，疾病也就痊愈了。《素问·阴阳应象大论篇》曰："气穴所发，各有处名。"说明腧穴均有固定的名称和部位，而反应点发无定处，其功能也会随着病情和个体的差异而发生变化，以致难以用文字记载，故在针灸临床上还未引起足够的重视。

中医治癌高手孙秉严先生曾提出"三印、两触、一点"的肿瘤新诊法。1964年，孙氏对门诊800例癌症病人进行观察，发现病人皮肤有小白点3个以上者共计589名，占总人数的74%，远高于正常人。孙氏认为，人体皮肤表面的乳白色小点与皮肤的汗斑不同：汗斑边缘不清晰，皮肤表面没有凹陷；小白点边缘清晰，较健康皮肤有凹陷，大小不等，小者如小米粒、大者如黄豆或更大些，呈圆形或椭圆形，有些白点局部的皮肤无痛痒感觉，无脱屑、角化、萎缩、溃疡等现象。皮肤上的小白点以躯干部位为多，四肢较少。体表白点与脏腑经络气血的病变有关，营在内，卫在外，营气不从，逆于肉理，就表现在外表的卫上。皮肤小白点是体内蓄积的毒邪在体表的反映。需要指出的是，正常人身上也可出现这种白点，数量少而且增加的速度也很慢。有诊断意义的是小白点数量在3个以上，且随时间的推移不断增加。小白点还要与汗斑和白癜风作区别。据福州市某医院某医生报告，有病人王某，男，39岁，福建省南平市某机械厂工人，前胸有白点（斑）多个，吞咽食物异常，先后经7次食管镜检查，第7次病理报告为食管早期鳞癌。1969年底入院进行中西医结合治疗，后治愈，1971年出院。1977年复查，胸前白点基本消失。在食管镜检查中发现，白点（斑）出现在哪个部位，癌肿就发生在与其相

对应的体内的哪个部位。(《孙秉严40年治癌经验集》)

综上，阳性反应点，是在病变的特定或非特定区域，或在病变周围区域出现的灰白色、棕褐色或浅红色的丘疹或斑点。其特点是：略带光泽，压之不褪色，小米或针尖大小，有些明显的阳性反应点上还长有一根特别突兀的黑色毫毛，非痣、色素斑和毛囊炎。例如，反复发作的痔疮病人，常在腰骶部及上唇系带处出现浅灰色的丘疹，急性期还会在腰骶部、大肠俞、小肠俞、八髎穴等处出现阳性反应点和压痛点。

阳性反应点

阿是穴与阳性反应点有所不同：前者是病人自身异常感觉之处，后者是特定区域皮肤颜色和形态改变之处；前者是别人看不见和感觉不到的，而后者则有迹可循。明显的阿是穴下，往往存在结节样、条索状物，也就是说，能找到皮下结节样、条索状物的部位通常就是阿是穴。阿是穴，往往同时就是阳性反应点，或在其附近存在阳性反应点，而阳性反应点不一定就是阿是穴。阳性反应点和阿是穴的临床意义基本相同，即通过它们可以达到见外知内的目的。临床上如能熟练掌握，选点准确，适当刺激，则疗效显著。

（二）寻找方法

临床上阳性反应点的具体寻找方法：先按病情轻重缓急在疾病好发部位寻找，再根据病情拟定截根治疗方案划定范围去寻找。例如，呼吸系统疾病病人大多在肩胛区出现阳性反应点，痔疮病人经常在腰骶部出现阳性反应点，把找到的第一个阳性反应点作为中心，在其附近寻找时通常还会发现其他的阳性反应点。寻找阳性反应点时要注意以下几点。

（1）光线要充足，最好在自然光线下进行观察。

（2）皮肤要清洁干净，避免因皮肤污染而影响判断。

（3）如果在预定范围内找不到阳性反应点，则应该扩大寻找范围。

（4）要区别阳性反应点与瘢痕、痣、色素斑、毛囊炎等。

（5）如果阳性反应点的特征显露不明显，可以用手掌拍打局部皮肤数次，使局部皮肤充血，这样潜伏的阳性反应点就会显露出来。

颈椎病病人常在颈背部、大椎穴周围或颈部椎体增生部位，出现"党参花样"的多个阳性反应点密集区。此反应点一般为圆形或椭圆形，豆粒或花生米大小，约有 1 mm 宽的边，边缘较为整齐，颜色稍深于正常皮肤，且呈哑光色。刺激该反应点可以治疗颈椎病。如果"党参花样"反应点密集区恰好出现在压痛点上，那么治疗时效果会更好。

腰痛病人，阳性反应点多在腰椎处，形状呈圆形或椭圆形，隐约可见。如果有腰部外伤史或者痔疮，通常还会在上唇系带处出现米粒大小的结节状物。

急性扁桃体炎病人，多在背部肩胛区或至阳穴附近有红色皮疹或阳性反应点。

慢性支气管炎病人，多在背部脊柱两侧出现阳性反应点。

消化性溃疡病人，常在背部胸段夹脊穴处皮肤上出现小红点，唇内多有白斑。

乳腺炎、乳腺增生及乳腺癌病人，常在肩胛区靠近膈俞位置出现 2~3 个阳性反应点或瘀血点，胸 1~7 节夹脊穴之间也经常出现阳性反应点，个别阳性反应点在肩胛区以下。如果是急性乳腺炎，大多数阳性反应点会同时伴有局部红肿和压痛，有些阳性反应点周围有淡淡的星状放射线。

不同疾病的阳性反应点的好发部位，详见特定病种的治疗部分，此处不再赘述。

四、其他常用腧穴

1. 肝热

定位：在背部，当第 5 胸椎棘突下，旁开 0.5 寸。（图 13）

经属：经外奇穴。

取穴：病人俯卧位，通过两肩胛下角连线找到第7胸椎，向上推2个椎体即第5胸椎，在第5胸椎棘突下旁开0.5寸处取穴。

解剖：皮肤、皮下组织、斜方肌、竖脊肌。浅层布有胸神经后支的皮支，深层布有胸神经后支和肋间后动脉背侧支。

主治：急慢性肝炎，黄疸。

2. 痞根

定位：在腰部，当第1腰椎棘突下，旁开3.5寸。（图13）

经属：经外奇穴。

取穴：病人俯卧位，先通过两髂嵴连线找到第4腰椎棘突，向上推3个椎体即第1腰椎棘突，在第1腰椎棘突下旁开3.5寸处取穴。

解剖：皮肤、皮下组织、背阔肌、骶棘肌和腰方肌。浅层布有第1、2腰神经后支的外侧皮支及其伴行的动、静脉，深层布有第1、2腰神经后支的肌支及第1、2腰动脉背侧支。

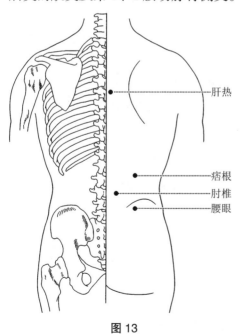

图13

主治：痞块，胸腹腔肿瘤，多种癌症。

3. 肘椎

定位：在腰部，约当第3腰椎棘突下凹陷中，旁开1寸。（图13）

经属：经外奇穴。

取穴：病人俯卧位，在第3腰椎棘突下凹陷中旁开1寸处取穴。

解剖：皮肤、皮下组织、胸腰筋膜浅层、竖脊肌。浅层布有

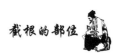

第2、3腰神经后支的内侧皮支及伴行的动、静脉，深层布有第2、3腰神经后支的肌支及第2、3腰动脉背侧支。

主治：脘腹胀痛，霍乱吐泻，呕吐下痢，便血，小腿转筋。

4. 腰眼

定位：在腰部，当第4腰椎棘突下，旁开3.5寸的凹陷中。（图13）

经属：经外奇穴。

取穴：病人俯卧位，通过两髂嵴连线找到第4腰椎棘突，在该棘突下旁开3.5寸处取穴。

解剖：皮肤、皮下组织、背阔肌和骶棘肌。浅层布有臀上皮神经和第4腰神经后支的皮支，深层布有第4腰神经后支的肌支和腰动、静脉的分支和属支。

主治：腰痛，月经不调，带下，虚劳。

5. 定喘二穴

定位：①定喘，在背部，当第7颈椎棘突下，旁开0.5寸；②外定喘，在背部，当第7颈椎棘突下，旁开1.5寸。（图14）

经属：经外奇穴。

取穴：病人俯卧位，在背部正中线上，第7颈椎棘突下旁开0.5寸和1.5寸处取穴。

解剖：皮肤、皮下组织、棘上韧带、棘间韧带。浅层主要布有第8颈神经后支的内侧支和棘突间皮下静脉丛；深层布有棘突间的椎外静脉丛，颈横动、静脉的分支和属支，第1胸神经后支的肌

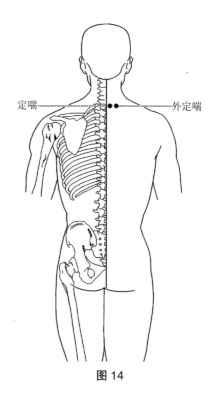

图14

支及颈神经后支的分支。

主治：支气管炎，哮喘，咳嗽，胸闷，气短，呼吸困难等。

6. 结核三穴

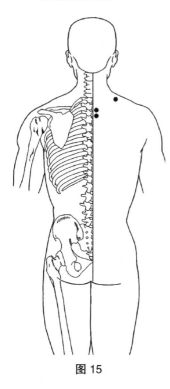

图15

定位：①大椎穴旁开 3.5 寸；②第 2 胸椎棘突下旁开 0.5 寸；③第 3 胸椎棘突下旁开 0.5 寸。（图 15）

经属：经外奇穴。

取穴：病人俯卧位，通过两肩胛上角连线找到第 3 胸椎，向上推 3 个椎体即第 7 颈椎，在其棘突下旁开 3.5 寸处取第一个穴位；第 3 胸椎向上推 1 个椎体即第 2 胸椎，在其棘突下旁开 0.5 寸处取第二个穴位；在第 3 胸椎棘突下旁开 0.5 寸处取第三个穴位。

解剖：皮肤、皮下组织、斜方肌、上后锯肌、颈夹肌。每穴浅层布有胸神经后支的皮支及伴行的动、静脉，深层布有相应的脊神经后支。

主治：肺痈，肺痨，症见咯吐脓血等。

7. 痫病三穴

定位：①定志，大椎穴旁开 2.5 寸；②定痫（我国东北地区民间经验穴），第 12 胸椎棘突下凹陷中；③腰奇，尾骨尖端直上 2 寸。（图 16）

经属：经外奇穴。

取穴：病人俯卧位，寻第 7 颈椎，其棘突下是大椎穴，在大椎穴旁开 2.5 寸处取定志穴；通过两髂嵴连线找到第 4 腰椎，上推 4 个椎体即第 12 胸椎，在其棘突下凹陷中取定痫穴；在尾骨尖端直上 2 寸处取腰奇穴。

解剖：①定志，皮肤、皮下组织、棘上韧带、棘间韧带。浅层主要布有第 8 颈神经后支的内侧支和棘突间皮下静脉丛，深层布有椎外静脉丛和第 8 颈神经后支的分支。②定痫，皮肤、皮下组织、棘上韧带、棘间韧带。浅层布有胸神经后支的皮支，深层布有胸神经后支和肋间后动脉背侧支。③腰奇，皮肤、皮下组织、棘上韧带。浅层布有臀中皮神经，深层布有骶神经后支和骶中动脉，再深可进入骶管裂孔。

主治：癫、狂、痫等神志病。

8. 荣肤三穴

定位：①第 7 颈椎棘突上；②第 5 胸椎棘突上；③第 6 胸椎棘突上。（图 17）

经属：经外奇穴。

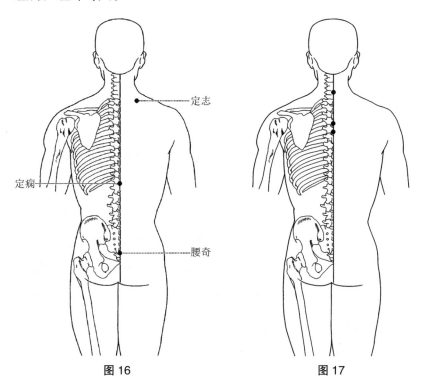

定志

定痫

腰奇

图 16   图 17

取穴：病人俯卧位，通过两肩胛上角连线找到第 3 胸椎，上推 3 个椎体即第 7 颈椎，在其棘突上方取第一个穴位；通过两肩胛下角连线找到第 7 胸椎，上推 2 个椎体即第 5 胸椎，在其棘突上方取第二个穴位；第 7 胸椎上推一个椎体即第 6 胸椎，在其棘突上方取第三个穴位。

解剖：皮肤、皮下组织、棘上韧带、棘间韧带。浅层布有相应颈神经后支的皮支，深层布有相应颈神经后支和伴行的动、静脉。

主治：痈、疽、疔、疖及无名肿毒，急慢性皮肤感染，淋巴结结核、淋巴结炎和乳腺炎等。

9. 肿瘤三穴

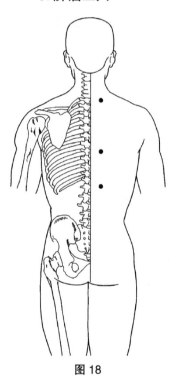

图 18

定位：①第 7 颈椎棘突下旁开 1.5 寸；②第 7 胸椎棘突下旁开 1.5 寸；③第 12 胸椎棘突下旁开 1.5 寸。（图 18）

经属：经外奇穴。

取穴：病人俯卧位，通过两肩胛上角连线找到第 3 胸椎，上推 3 个椎体即第 7 颈椎，在其棘突下旁开 1.5 寸处取第一穴；肩胛下角平第 7 胸椎，在其棘突下旁开 1.5 寸处取第二穴；第 7 胸椎下推 5 个椎体即第 12 胸椎，在其棘突下旁开 1.5 寸处取第三穴。

解剖：皮肤、皮下组织、斜方肌、菱形肌、颈夹肌、竖脊肌、背阔肌、下后锯肌。每穴浅层布有相应背神经后支的内侧皮支和伴行的动、静脉，深层布有相应背神经后支的肌支和相应的肋间后动、静脉背侧支的分支或属支。

主治：用于各种恶性肿瘤的辅助治疗。

10. 纳气三穴

定位：①第 5 腰椎棘突下；②第 2 骶椎棘突下；③第 4 骶椎棘突下。（图 19）

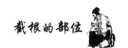

经属：经外奇穴。

取穴：病人俯卧位，通过两髂嵴连线找到第 4 腰椎棘突，下推 1 个椎体即第 5 腰椎棘突，在其下方凹陷处取第一个穴位；通过两髂后上棘连线找到第 2 骶椎棘突，在其下方凹陷处取第二个穴位；通过两髂后下棘连线找到第 3 骶椎棘突，下推 1 个椎体即第 4 骶椎棘突，在其下方凹陷处取第三个穴位。

解剖：皮肤、皮下组织、棘上韧带、棘间韧带、弓间韧带。浅层布有相应脊神经后支的内侧支和伴行的动、静脉，深层布有相应脊神经后支的分支以及相应动、静脉的背侧支的分支和属支。

主治：肾不纳气之虚喘。

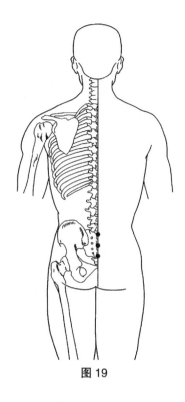

图 19

截根疗法操作流程

一、准备工具及药物

手术刀柄、12 号手术刀片、一次性医用大号三棱针、血管钳、1 ml 注射器、2% 利多卡因、2% 碘伏、75% 酒精、消毒棉球、创可贴等。

二、选取截根体位

病人采取俯卧位，两臂置于身体两侧，充分暴露背部，医生站在病人左侧，助手站立于病人右侧，协助医生手术。

三、具体操作流程

将手术器械用器械消毒液浸泡后，用清水冲洗干净，再用一次性无菌纱布包好并进行高温消毒，手术刀片及三棱针均为一次性使用。

（1）标记施术穴位（或部位）。一般每次选择一对夹脊穴，两侧共 2 个穴位，配穴 1~2 个或阳性反应点 1~2 个，一般共计 3~5 个穴位（或部位）。

（2）先用碘伏消毒施术部位，再用蘸有 75% 酒精的棉球脱碘。医生双手消毒，戴一次性无菌手套。

（3）在穴位处皮下注射 2% 利多卡因麻醉剂，每穴 0.1~0.2 ml，每次可麻醉 3~5 个穴位。

（4）医生左手固定穴位，右手以手术刀切开皮层，长度 3~5 mm。

（5）在切开皮层处，用一次性医用大号三棱针自下而上反复划动皮下组织，进行适当强度的刺激，并截断皮下纤维组织。施术过程中，助手及时以消毒棉球拭去刀口上的血液。

（6）施术完毕，再次将刀口处消毒，并在刀口处贴上创可贴，使创可贴与刀口呈"十"字形，待伤口自然愈合即可。

需要说明的是，截根疗法虽然是用手术刀片切开皮层，但并不等于在穴位上割一刀。因为用手术刀切割穴位，虽可弄断纤维组织，但并未将之分离，对穴位的刺激不大。截根疗法是把纤维组织松动后再截断，牵动的范围比较大，可以相对持久地刺激穴位。因此，截根手术时必须要注意先分离纤维组织，然后再将之截断。

截根疗法操作
流程

同时，需要注意截根深度和皮下组织，否则容易把较大的血管和神经干当作纤维组织截断。截根的部位，原则上3个月内不再截根。

四、截根顺序

实证，背部先上后下；虚证，背部自下而上；虚实夹杂的疾病，先选择明显的阳性反应点或压痛点施术，再根据疾病在三焦中的位置选择截根的顺序，若病在中焦、上焦则自下而上依次截根，若病在下焦则自上而下依次截根。

晕针的处理

在施术过程中病人突然发生头晕、目眩、恶心、心慌、多汗、四肢发凉、血压下降，甚至晕厥的现象，称为晕针。这通常是由于病人体质虚弱、精神紧张，或为饥饿、大汗、大泻或大出血后，或体位不当；或是因为医者在施术时手法过重。

出现晕针时，应立即停止施术，扶病人平卧，协助其放低头部，松解衣带，注意保暖。轻者仰卧，给予温糖水，片刻即可恢复。重者可刺人中、内关、足三里，灸百会、关元和气海等。若病情危急则应配合其他抢救措施。

为避免晕针，对初次接受截根治疗的病人，要做好解释工作，消除其恐惧心理；必须确保病人采用俯卧体位；应少选穴、手法熟练；在手术过程中，要适当与病人沟通，询问病人有无身体不适，或房间温度是否合适等，以转移其注意力，缓解紧张情绪。身体不适者应先休息，饥饿病人须进食一小时后再接受治疗。

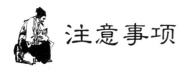 注意事项

（1）有自发性出血倾向者、瘢痕体质者、心脏病发作期的病人、孕妇、对金属及麻醉药物过敏者，严禁施术。

（2）高热、局部水肿、感染、过度疲劳、饥饿和精神高度紧张的病人，暂不进行截根治疗；女性除痛经、不孕症及功能失调性子宫出血以外，月经期通常不进行截根治疗；年老体弱、病情严重者，慎用截根疗法。

（3）手术时要避开表皮血管，穴下有动脉者一定要提起皮肤，切开皮层即可，慎防伤及血管、神经干和韧带。

（4）术中密切观察病人情况，如有头晕、恶心、胸闷和汗出等异常症状，要暂停操作，嘱病人平卧休息，协助其饮少许温糖水。

（5）术后观察1~2小时，病人若出现乏力欲睡，则卧床休息。若3~5天后出现乏力、局部疼痛，为正常现象，多在一段时间后自然消失；若局部疼痛明显，可能存在感染，应予抗生素治疗。

（6）术后3天内施术部位不宜沾水，应适当休息，严禁食用油腻食物、辛辣刺激性食物，以及龟、蛇、甲鱼等食物。

截根联合疗法

　　截根疗法不是对抗疗法，而是通过手术刺激特定部位，激发和调节脏腑功能，激活人体特异性免疫反应来祛除疾病的传统治疗手段。据临床观察，截根疗法适用病证达上百种，涉及内科、外科、肿瘤科、妇科、儿科和五官科等。它不仅对功能性疾病有效，还对某些感染和器质性疾病有一定的治疗作用。

　　只要掌握了截根疗法的内容，按照原则辨病选穴，便可以灵活地运用截根疗法治疗多种疾病。当然，任何一种疗法都不是万能的，截根疗法也不能包治百病。在其适用病证中，有些是可以单独使用截根疗法治愈的，如睑腺炎、轻中度的痔疮等；有些可以截根疗法为主，同时配合其他治疗方法，如顽固性胃病，可以截根疗法为主，若再配合中药治疗，效果更佳；有些病证，截根疗法只能起辅助作用，例如，某些肿瘤疾病，以药物为主配合截根疗法，就可取得显著的成效。另外，这种联合疗法的主次关系还要看病人的体质，且视病情而定。不同的人，同一种疾病，治疗方案也有差异。

　　截根联合疗法应用的一般原则是：久病体虚，应以中药为主，待体质恢复后，再配合截根疗法；病情危急，或内有积滞的实证，应针对病情予以必要的药物或其他治疗手段，待病情稳定后，再辅以截根疗法；如果是慢性病缓解期，病情稳定，可以截根疗法为主，适当配合药物完整治疗，以期早日治愈。

截根疗法的特定病种

一、内科疾病

（一）慢性支气管炎、肺气肿、支气管哮喘

慢性支气管炎、肺气肿、支气管哮喘大致相当于中医的咳嗽、喘证和哮病等。中医认为五脏六腑皆可令人咳，外感六淫也能使人嗽。肺、脾、肾三脏与咳喘的关系尤为密切。

主穴、阳性反应点：胸 1~8 节夹脊穴，胸 3 节附近阳性反应点。

常用配穴：表证，恶寒发热者，加风门、风池、大椎；喘甚者，加定喘二穴；肺脾气虚，声低气怯，胃纳欠佳者，加肺俞、脾俞、膏肓；肾不纳气，动则喘甚，气不能续者，加肾俞、关元、纳气三穴。

附方：化饮汤。

功效：温阳化饮，止咳定喘。

主治：慢性支气管炎、肺气肿和支气管哮喘等慢性咳痰喘疾病。

处方：生白术 15 g，淡干姜 10 g，嫩桂枝 5 g，炙甘草 10 g，云茯苓 20 g，化橘红 10 g，姜厚朴 10 g，炒葶苈子 10 g，炒紫苏子 10 g，炒白芥子 10 g，炒莱菔子 10 g，红枣（去核）3 枚。

每日 1 剂，水煎服。

临证加减：畏寒者，加淡干姜至 15 g，或加淡附片 10 g；畏热者，去淡干姜，加桑白皮 15 g、炒黄芩 10 g；喘甚者，加甘草泡地龙 15 g、穿山龙 30 g、白果 10 g；痰多者，加川贝母 10 g、鲜竹沥 10 g。

以上病证在急性期调治失宜，或迁延日久，多成顽固性的慢性咳喘。截根疗法对以上病证虽有较好的效果，但并非几次即愈，病人必须要有信心和耐心，同时配合中药治疗，加强体育锻炼，注意饮食起居，如此才能取得更好的效果。不少病人在经过耐心的治疗后，病情明显好转或痊愈。截根疗法，对缓解本病的症状和改善体质有较好的效果，对体质壮实和病程较短的病人疗效更佳。

哮喘缠绵十余载，针药并施立建功

2016 年的时候，有一个哮喘的女病人来诊，她还不到 50 岁，但支气管哮喘已经反复发作十多年了。

据病人回忆，她因哮喘在当地看过很多医生，但效果始终都不理想。不发病时还好，一旦发病，就会出现呼吸困难、面色苍白、口唇青紫，感觉马上就要憋死了。哮喘的痛苦真不是常人所能想象的。后来病人去医院开了氨茶碱和哮喘气雾剂，这些药虽然临时止喘的效果非常好，但是副作用很大，病人每次用过之后都会出现心跳加快，甚至有一段时间心率达到了每分钟 120 多次，而哮喘发作也越来越频繁。因为久治不愈的哮喘，病人内心充满了绝望，不止一次有过轻生的念头，她的丈夫却从未轻言放弃，听朋友说截根可以治疗哮喘，故带她前来一试。

我当时自忖，"内不治喘，外不治癣，谁治谁打脸"，像这种久治不愈的顽固性哮喘，一般的中药肯定不会立刻起效，应当先截根治疗，然后再予以中药善后，若急于求成，必半途而废。

我首先选用了病人的胸 1 节夹脊穴（双侧），加定喘二穴。二诊，病人自述胸闷有所缓解，呼吸也顺畅多了。第二次截根胸 2 节夹脊穴（双侧），加双侧肺俞。三诊，病人所有不适均明显减轻，精神、胃口都好。第三次截根胸 3 节夹脊穴（双侧），加脾俞、肾俞。处方化饮汤加蜜麻黄，7 剂。嘱其小口频服，忌食生冷、腥味及辛辣刺激性食物。

嘱其平时常服薯蓣丸。随访一年，未见复发。

（二）冠心病、心绞痛等

冠心病、心绞痛等，多因风寒湿邪侵犯心脏，或素体阳虚以致血行受阻，闭阻心脉而致。本病，中医称为胸痹，多见胸背、手臂疼痛，甚则心胸憋闷刺痛，轻则仅见胸闷或背痛。

主穴、阳性反应点：胸2~9节夹脊穴，膈俞，胸2~7节附近阳性反应点。

常用配穴：胸部疼痛者，加灵台、至阳；气虚，语声低弱，胃纳欠佳者，加肺俞、脾俞；肝郁，情绪抑郁，善长太息者，加肝俞、厥阴俞；阳虚，畏寒肢冷者，加肾俞、命门；反复发作日久者，加心俞、厥阴俞。

附方：理中通脉饮。

功效：活血化瘀，温阳通脉。

主治：冠心病、心绞痛所致的胸部憋闷或刺痛等症。

处方：炙甘草15 g，高丽参15 g，生白术15 g，淡干姜15 g，三七片5 g，炒蒲黄10 g，天麻20 g，麸炒苍术20 g，酒丹参20 g，酒川芎15 g，生水蛭5 g。

每日1剂，水煎服。

临证加减：阳虚，畏寒肢冷，四末欠温者，加淡附片30 g、肉桂10 g；阳损及阴，舌质红绛者，加制何首乌15 g、麦冬15 g；气虚，乏力懒言者，加北黄芪30 g、桔梗10 g、升麻5 g；痰湿，舌苔厚腻者，加蒸陈皮10 g、法半夏15 g。

心脏病的"以痛为腧"

三年前，我遇到一个开养殖场的农民，男，60多岁，在广东省某三甲医院心内科检查，心电图结果：二度Ⅱ型房室传导阻滞、冠状动脉供血不足，不稳定型心绞痛。医生建议必须住院安装心脏起搏器，否则随时会有生命危险。病人入院以后，因为听到手术费用昂贵，所以还没做手术就出院了。出院后四处打听，听说截根疗法能治疗心脏病，就赶紧来挂号碰碰运气。

病人自述，最近几个月进养殖场就会不舒服，稍微活动一下就觉得心前区憋闷、刺痛，平素畏寒、手足冷、疲乏无力、口唇紫暗。舌质紫暗有瘀斑，舌下络脉怒张，脉沉迟。心率 45 次 / 分。

考虑到病人患有严重的房室传导阻滞，我建议病人先吃中药，待症状稳定以后再行截根治疗。无奈病人再三申明："我是听说截根疗法神奇，才慕名而来做截根治疗的。"

查体发现，病人的膈俞附近有明显的结节样条索状物，以拇指稍用力按压，病人就说痛得厉害。我问他："（按压后）心脏有没有好一些？""好像舒服一些了，没那么胸闷了。"病人说。仔细一查，在膈俞附近还有几个清晰的阳性反应点，其中一个上面还长了一根特别突兀的黑色毫毛。按照截根疗法的原则，通常在特定位置上（明显的压痛点同时又是阳性反应点）进行截根治疗会立竿见影。况且《灵枢·杂病》也说："按已刺，按之立已；不已，上下求之，得之立已。"以痛为腧，按之立已，符合《内经》的原则。

我首先在病人的膈俞和附近的阳性反应点上进行截根治疗；后面截根治疗则从胸 6 节夹脊穴开始，依次向上，每次一对穴位，同时配合灵台、至阳、肝俞、心俞、肾俞等穴，每次 1~2 个穴位。

结果截根治疗 1 次，病人就说胸闷胸痛明显缓解，晚上已经可以平躺着睡觉了；截根治疗 3 次，病人的心率就从 45 次 / 分升至 60 次 / 分。半年后，病人带亲戚来治疗心脏病，告知现已正常上班了，疾病半年未见复发。

曾有一例心脏恶性肿瘤并伴有脊柱及肋骨多发转移的病人，在做完心脏肿瘤姑息性手术以后出现大量恶性胸腔积液，积液深度达 14 cm，导致急性心力衰竭，心房扑动 162 次 / 分，胸闷胸痛，呼吸困难，不能平卧，四肢冰冷，一昼夜尿量不足 300 ml，双下肢烂肿如泥。几家三甲医院的专家皆认为，该病人已无任何治愈的希望，随时都有生命危险，建议出院准备后事，但病人家属不甘心，竭力邀请我去会诊。

由于病人危在旦夕，我辨证采用了大剂量四逆汤合小青龙汤加减，其中人参用到了 60 g，制附子用到了 90 g，嘱其家属赶紧以猛火煎煮一小时，药成后给病人小口频服。服完第一剂中药后，病人危象有增无减，无奈之下我又采用了截根疗法，选用病人触痛最明显的灵台、至阳、脾俞、膈俞及附近明显的阳性反应点。

让人震惊的是，病人胸闷胸痛当场缓解，片刻就排出小便约 300 ml。嘱其按原方再服一剂，后病人一昼夜尿量达到 1000 ml，水肿渐退。至此，病人初步脱险。

截根疗法，历来被视为雕虫小技，难登大雅之堂，殊不知，即便是在西医学都束手无策的重症顽疾面前，它依旧有用武之地。正如《内经》所说："疾虽久，犹可毕也。言不可治者，未得其术也。"

截根疗法之灵，竟有起死回生之妙。不得不让人感慨中华医学之博大精深，神医华佗之伟大！

（三）急慢性胃炎、胃溃疡、十二指肠溃疡

急慢性胃炎、胃溃疡、十二指肠溃疡，大致相当于中医的痞证和胃痛。

主穴、阳性反应点：胸 2~9 节夹脊穴，胸 6~7 节附近阳性反应点。

常用配穴：胃脘痛甚者，加灵台、至阳；呃逆者，加膈关、三焦俞；瘀血，舌质紫暗，或有溃疡病史者，加膈俞；气虚，纳差乏力者，加肺俞、脾俞；肝气不舒，烦躁易怒，善长太息者，加肝俞；虚寒，苔白者，加脾俞、胃俞。

截根疗法对各种顽固性的老胃病都有较好的治疗效果，尤其是对以胃痛为主症者，止痛效果明显，对胃、十二指肠溃疡也有一定的修复作用。急性胃炎或胃痉挛疼痛，采用截根疗法，多数病例都能当场止痛。

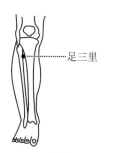

足三里

图20

对于慢性胃病，多采用截根疗法和双侧足三里（图20）埋线，联合中药进行治疗。

附方：四味党参汤。

功效：益气健脾，化瘀行滞。

主治：急慢性胃炎、胃黏膜脱垂或胃溃疡、十二指肠溃疡等。

处方：纹党参60 g，醋五灵脂15 g，炒蒲黄15 g，春砂仁15 g。每日1剂，水煎服。

急慢性胃痛，灵台、至阳一针止痛

2018年，有一个病人，女，上腹部反复剧痛，经当地医院急诊处理一周，无明显效果，疼痛反逐渐加重，呈剧烈的绞痛。病人的儿媳在健康管理公司上班，曾不止一次听过我的讲座，并亲眼看见截根疗法的神奇疗效，遂陪同病人到我处就诊。

询问后得知，病人既往有多年胃溃疡病史，每于饮食不当时即发作胃痛，无药物及食物过敏史。来诊时病人烦躁不安，胃脘部剧烈疼痛，痛苦呻吟，双手按着上腹部，不停地骂她的丈夫："我都是被你气的，你把我气死了，我看谁会和你过日子！"我查体发现，病人腹部并无压痛及反跳痛，皮肤巩膜也无黄染。某三甲医院急诊科初步诊断为急性胃痉挛。

我搀扶病人俯卧于治疗床上开始诊查。触诊发现，病人的灵台和至阳二穴附近有明显的结节样、条索状物，稍以拇指用力按压，病人就"啊""啊"地叫个不停，然后就说："医生，你刚才按的地方痛死了，能不能别碰那里了？"我以右手拇指发力，按在病人灵台、至阳穴的压痛点上，按了一两分钟后病人就说："咦，现在好像胃不痛了，只剩你按的地方痛了。""好！好！我还要检查一下。"我说。

通过仔细检查，我发现病人的膈俞穴附近还有几个清晰的阳性反应点，其中一个上面还长了一根稍显突兀的黑色毫毛。按照截根疗法的原则，通常会在胃痛者胸 6~7 节附近找到明显的压痛点和阳性反应点。况且《灵枢·杂病》也说："心痛，当九节刺之。按已刺，按之立已；不已，上下求之，得之立已。"《灵枢·杂病》所说的心痛，大致相当于西医学之胃痛和冠心病、心绞痛一类的疾病。古人多是在病人低头的时候从颈部向下数椎体，并不是像西医学那样从解剖结构数颈椎和胸椎的椎体，古代的九节大致就是胸 6~7 节的位置。山东中医药大学高树中教授也认为，古人的九节大致相当于胸 7 节的位置，正是灵台和至阳二穴区域。在临床上，我们也发现胃痛病人大多在灵台、至阳二穴或其附近有压痛点和阳性反应点。

我在病人的灵台、至阳二穴行常规消毒后做了截根治疗。病人说刚才按摩穴位的时候，胃就不怎么痛了，治疗完第一个穴位的时候，胃一点都不痛了。截根治疗后，病人活动自如，连声称谢，直呼中医神奇。

还有一个病人，也患有顽固性的老胃病，身体消瘦到可以用"骨瘦如柴"来形容。病人平时经常胃脘部隐隐作痛，用手按着胃时痛感可稍有减轻，平时总觉得口淡无味，胃口较差，恶心，反酸水，喜热饮，饮食稍不注意就会胃痛加剧，曾经中西医及针灸治疗多年，疾病总是反复发作，未能除根。

第一次治疗，我也是在病人的灵台、至阳二穴明显的压痛点上行截根治疗。之后的几次治疗，我就从病人的胸 8 节夹脊穴开始，依次向上截根，每次一对穴位。结果截根治疗 1 次后病人症状即明显好转；治疗 3 次后，病人胃脘部已经无明显不适，体重也增加 2~3 kg。嘱其服用四味党参汤一个月，以巩固疗效。随访半年，未见复发。

还有一个房地产公司的老板，男，40 岁，胃痛反复发作。病人有多年的慢性乙型肝炎（"小三阳"）病史，因为生意往来几乎每天都有饭局，并且每天喝半升到一升白酒。平时总觉得上腹部反复疼痛，并伴有打嗝和反酸水，两肋部经常胀痛。某医院曾按慢性乙型肝炎治疗，疗效不显，后经上消化道钡剂造影检查发现胃黏膜皱襞粗糙、十二指肠不规则糜烂充血，诊断为复合性胃和十二指肠溃疡。主治医师告诉病人，若症状加剧或一旦出现吐血或排黑便时，一定要住院做手术。病人十分恐惧，故而前来截根治疗。

我发现病人的灵台、至阳穴处有明显的压痛，不仅如此，连肝俞、膈俞一带也有不同程度的压痛，我在这几个穴位上截根以后，病人胃痛当即缓解。一周后复诊，病人喜形于色，自述截根以后胃痛缓解了一大半，现在主要是右胁部疼痛。第二次，截根胸8节夹脊穴（双侧）及大椎和肝热穴。三诊，病人胁痛大减。第三次，截根胸7节夹脊穴（双侧）加双侧足三里埋线。3次截根治疗以后，病人不适症状基本消失。后来又进行了4次埋线，以巩固疗效。

治疗结束后劝其戒酒，饮食清淡，定期复查肝功能，毕竟病人有多年的慢性乙型肝炎病史，加上长期大量饮酒，必须高度警惕慢性乙型肝炎发展成肝硬化或者肝癌。

后经某医院复查，仅见胃黏膜稍粗糙。随访一年，除在饮酒后仍有一过性的轻微胃痛以外，余无明显不适。

（四）久泻、久痢、便秘、内脏下垂

久泻、久痢、便秘、内脏下垂，为中医之大气下陷证，《灵枢·五味》说："其大气之抟而不行者，积于胸中，命曰气海，出于肺，循喉咽，故呼则出，吸则入。"若脾肾阳气不升，还可出现肢体痿废、二便失禁、便秘、崩漏、内脏下垂及脱肛等。近代名医张锡纯在《医学衷中参西录》中对大气下陷的病因、临床表现等做了详细阐释，并提出用升提举陷法来治疗大气下陷一证。

主穴、阳性反应点：胸12~骶5节夹脊穴，腰骶部阳性反应点。

常用配穴：素体寒盛，遇寒则甚者，加肾俞、命门，促其气血运行，

使气血归腹，寒邪乃散，经脉乃通；腹泻者，加大肠俞、小肠俞；水样便者，加三焦俞；久泻久痢、内脏下垂者，加脾俞、肾俞；纳差消瘦者，加胃俞；结肠息肉者，加痞根。

子宫脱垂，还可以配合针刺环上穴，即尾骶骨至股骨大转子连线的中点上约 2.5 寸。用 6 寸毫针，针尖朝向子宫方向刺入 4~6 寸，以提插手法为主，针感可放射至会阴部。每日 1 次，左右交替进行。

附方：加味升陷汤。

功效：补益中气，升阳举陷。

主治：久泻久痢、气虚便秘、内脏下垂等。

处方：北黄芪 30 g，盐知母 10 g，北柴胡 10 g，苦桔梗 10 g，北升麻 5 g，炙甘草 10 g，鹿衔草 30 g，红枣（去核）10 g。

临证加减：气虚，乏力懒言者，加高丽参 15 g；多汗者，加嫩桂枝 5 g、山茱萸 15 g；脏器下垂者，可倍用升麻，以增强升举之力；心慌、心悸者，加酒丹参、当归身、酒川芎各 15 g；久泻久痢者，加桃仁 5 g、红花 10 g、炙甘草 10 g；肾虚，腰酸腰痛者，加杜仲炭 15 g、桑寄生 30 g、熟地黄 20 g。

腹痛腹泻，腰骶针刺一招鲜

曾有一段时间，我在佛山出诊，期间接诊了一个阑尾炎术后肠粘连的病人。病人男，30 岁，平时经常腹痛、腹泻，每次吃水果后都会小腹绞痛，然后就腹泻数次，严重的时候大便还会呈水样。

我给病人进行截根治疗，从骶 2 节夹脊穴开始，依次向上，每次一对穴位，期间还截根了大肠俞、小肠俞、三焦俞和痞根等穴位，每次 1~2 个穴位。第一次截根以后，病人腹痛、腹泻的次数就有所减少了。第三次截根以后，病人兴奋地说现在连吃苹果都不会发生腹泻，而在此之前，只有把苹果煮熟了才敢吃。嘱其用加味升陷汤加桃仁、红花等制成的膏方每日冲水代茶饮，以巩固疗效。

还有一个被诊断为胃下垂的女大学生，一米六的个子，体重才四十千克有余，也是经常腹部坠痛，每次吃完饭胃脘部隐隐作痛，反酸嗳气，平素倦怠乏力，腹痛腹泻十多年，曾多次就诊于某大学附属医院，X线检查腹部立位片提示：胃小弯弧线最低点低于两侧髂嵴连线处。医生告诉她，怀孕以后胃下垂也许可以自行康复。病人曾服用吗丁啉、奥美拉唑等，症状未见明显缓解。

我从病人的骶2节夹脊穴开始，依次向上截根，一直截到了腰4节夹脊穴，每次一对穴位。因为病人经常胃痛，所以第一次截根加了灵台、至阳二穴，这两个穴位对缓解心胸及胃脘部疼痛有很好的效果。可以说，灵台、至阳二穴的效果还从没有让我失望过。

第一次截根治疗后，病人当场就说胃痛明显缓解。治疗了半个月以后，病人胃口大增，腹部坠胀和反酸等症状明显减轻。一个月以后，病人诸症皆无。复查腹部立位片，胃已恢复至正常位置。嘱其常服薯蓣丸，以巩固疗效。

后来病人带别人来看病时告知，自从截根治疗以后，胃口特别好，体重也增加了。

（五）肝硬化、肝硬化腹水、肝脾肿大等

肝硬化是一种由各种病因引起的慢性、进行性和弥漫性肝病。临床上早期可无明显症状，晚期则因肝脏硬化变形、肝小叶结构及血液循环途径改变、门静脉高压和肝功能减退而出现上消化道出血、肝性脑病、肝肾综合征、肝肺综合征、水电解质紊乱、酸碱平衡失调、门静脉血栓形成和原发性肝癌等，常累及多个器官、多个系统。肝硬化病人可能同时存在多种并发症，且各个并发症之间并非孤立存在，因此对肝硬化的治疗主要是针对多种并发症的治疗。

中医认为，本病病机多为湿热毒邪、虫邪等外邪侵袭肝脏，出现肝郁、肝阴受损、瘀血阻滞肝络等，迁延日久，久病及肾，滞气、瘀血、水饮互结于腹中。本病病位在肝脾，与肾密切相关，治则应以和解少阳、疏肝理脾、活血化瘀、利水消肿为基本大法。

主穴、阳性反应点：胸7~腰4节夹脊穴，胸7节附近阳性反应点，膈俞，痞根。

常用配穴：乙肝病毒DNA定量升高者，加肝热、大椎、神道；转氨酶上升者，加肝俞、胆俞、肾俞；黄疸者，加肝热、大椎、胆俞；脾胃虚弱，纳差消瘦者，加脾俞、胃俞；腹水者，加肾俞、命门；小便短少者，加三焦俞、肾区压痛点（第12肋和脊柱的夹角区域）。

附方：柴胡鳖甲汤。

功效：疏肝解郁，利水渗湿。

主治：肝纤维化、肝硬化及腹水、肝脾肿大等。

处方：北柴胡15g，法半夏15g，炒黄芩10g，炒白芍15g，炒白术30g，怀山药30g，酒黄精15g，郁金10g，炒青皮10g，醋鳖甲（先煎）15g，生牡蛎（先煎）30g，鼠妇10g，茵陈30g，商陆10g，炒泽泻20g，泽漆30g，大腹皮30g，天花粉15g，炒谷芽15g，炒鸡内金30g，炙甘草10g，鸡矢藤30g。

每日1剂，水煎温服。

临证加减：转氨酶升高者，加山豆根5g、枸杞子30g、北五味子10g；乙肝病毒DNA定量升高者，加叶下珠30g、车前草30g、败酱草30g、鱼腥草30g、白花蛇舌草30g；腹水臌胀者，加生白术60g、槟榔15g；腹痛者，去黄芩，加炒白芍30g、醋延胡索15g；小便涩痛者，加炒白芍20g、白茅根60g；便秘者，加生白术60g、菝葜30g；尿频不畅、尿痛者，加益智仁30g、桑螵蛸20g、蜈蚣2条、琥珀（冲服）10g；癃闭者，加牵牛子10~30g、蝼蛄10g；血臌者，加生水蛭5g、三七10g；甲胎蛋白升高者，加北五味子10g、盐菟丝子30g；有出血倾向者，慎用水蛭，酌加仙鹤草30 g、白茅根60 g、蒲黄炭10 g、三七5 g、阿胶10 g；发热者，加白薇15 g、地骨皮20 g、红藤30 g、败酱草30 g；高热神昏者，加服安宫牛黄丸；阳黄者，合方茵陈蒿汤，加郁金20 g；阴黄者，合方硝石矾石散，加郁金20 g；畏寒肢冷者，加制附子15 g、淡干姜15 g、辽细辛6 g；便溏者，加炒薏苡仁30 g、炒芡实20 g、炒扁豆15 g；口舌干燥者，加天花粉15 g、石斛15 g、芦根60 g。

大方图治肝硬化

二三十年前，我国肝硬化、肝癌致死率很高，在运用当时的中西医方法治疗后，病人可能只有几个月的生存期。经过多年的不断研究与探索，如今采用中医治疗肝硬化、肝癌，可以使病人的生存期延长至几年，甚至十几年。这让我们意识到，中医能治大病，而且表现不俗。就连西医学认为的"难啃的骨头"，如重症肝炎、胰腺炎和消化道肿瘤等，只要合理运用中医药理论，采用中医药治疗，疗效也是不错的，有时候甚至会优于西医学。这说明中医在不断地发展，中医的诊疗技术也在不断提高，中医能治大病是有客观事实的。

鳖甲煎丸，是中医界耳熟能详的方子，《金匮要略》用它来治疗疟母，顾老师临床上常用它治疗肝硬化和早中期肝癌。

我们县检察院的老领导老牛头儿，也是顾老师的朋友，他的肝硬化就是用鳖甲煎丸治好的。他的太太先于他患病，得的是胃癌，在省肿瘤医院治疗3个月后就去世了。老牛头儿自己一辈子从事的是调解工作，曾经处理过很多起手术后直接死亡的案例的纠纷。他在工作时，还曾经碰到过一个通过中医治疗后奇迹般康复的胰腺癌病人。这些见闻使得他在自己患了肝硬化以后，毅然放弃了西医治疗，采用中医治疗。

开始的时候他一直在世一堂的某位老中医处就诊，三四年里保持良好，未见加重。后来这位老中医退休，不再出诊了。老牛头儿又求治于其他两位医生，其中一位是黑龙江省的名老中医，另一位是黑龙江中医药大学的当时的知名教授。

1992 年的时候，顾老师刚搬家到黑龙江省庆安县，在某一次去书店买书时邂逅了老牛头儿，老牛头儿当时看到顾老师手里拿着医书，就与之攀谈了起来，他们从中医谈到了《易经》，又谈到了太乙神数、六壬神课和奇门遁甲三大秘术。刚好他们又住在同一条街上，彼此有了一些了解以后，老牛头儿得知顾老师出身于医学世家，就更对顾老师感兴趣了。在经过一段时间的交往以后，老牛头儿终于下定决心请顾老师给他治疗肝硬化。

当时顾老师的治法就是以小柴胡汤为基础方冲服自己炮制的鳖甲煎丸，并将鳖甲煎丸用到了常规剂量的 2 倍。老牛头儿在用药后，气色一天比一天好，不到 3 个月，腹胀几乎完全消失，人也胖了。当然，顾老师也为他做了截根治疗，就是从老牛头儿的胸 7 节夹脊穴开始往下截根，每次一对穴位，再配上 1~2 个阳性反应点。

我也曾亲眼见过顾老师用截根疗法和鳖甲煎丸治疗其他几个肝硬化病人，病人病情均有不同程度的好转。药店里的一个老药工看到顾老师治好了肝硬化，自己也学着用截根疗法配合鳖甲煎丸治疗，也一度治好了两个病人。这些亲身经历和见闻，使我树立了用截根疗法治疗顽症痼疾的信心，同时也坚定了我钻研《伤寒杂病论》的信念。在黑龙江中医药大学读书期间，我曾利用周末的时间泡在图书馆里，把从民国时期到新中国成立前期的中医文献系统地看了一遍，找到了更多治疗肝病和癌肿的经验。

2015 年的时候，有一个在广州做外贸生意的江苏人，之前在老家就被确诊为慢性乙型肝炎（"小三阳"），有肝病家族遗传史，其父母和哥哥皆因肝硬化或肝癌去世，其姊妹也都是乙肝病毒携带者。病人曾接受抗病毒、保肝、护肝、免疫疗法等常规治疗，效果不明显，后辗转求治于中医。

初诊的时候，病人黄疸症状明显，右胁刺痛，纳差，腹胀，腰酸痛，情绪抑郁，大便稀溏，舌质暗红，苔薄黄，舌上有瘀斑，脉弦滑。实验室检查显示：谷丙转氨酶（ALT）189 U/L、谷草转氨酶（AST）167 U/L、γ-谷氨酰转肽酶（GGT）260.7 U/L、总胆红素 35 μmol/L、间接胆红素 22 μmol/L、直接胆红素 13.4 μmol/L。腹部彩超显示：慢性肝实质损害，胆囊壁增厚，脾肿大，大量腹水。

病人病程已久，湿热疫毒稽留不去，致肝失疏泄，瘀血阻络，为虚实夹杂之候，当以疏利肝胆、清利湿热、健脾益肾、软坚散结为治疗大法。

我从病人的胸 7 节夹脊穴开始，依次向下截根，每次一对穴位，同时配合肝俞、胆俞、脾俞、膈俞、肝热、大椎、胃俞、痞根、肾俞、命门等穴，每次选用 1~2 个。第一次截根治疗一周后复诊，病人自诉腹胀开始缓解，可以安然入睡。7 次截根治疗结束，病人判若两人，面色红润，二便通利，彩超复查示腹水消退。

我当时处方柴胡鳖甲汤，嘱病人早晚饭后以汤药冲服鳖甲煎丸，守方加减一年多，同时坚持双侧足三里、肝俞和膈俞穴位埋线。2018 年 9 月的时候，病人复查肝功能显示 ALT、AST、GGT 均正常，间接胆红素 13 μmol/L，腹部彩超示慢性肝实质损害、胆囊壁增厚、脾轻度肿大、腹水消失。病人面色红润，乏力已无，能正常参加体力劳动，仅劳累后稍微腰酸，二便正常。

（六）慢性乙型病毒性肝炎

慢性乙型病毒性肝炎，系乙型肝炎病毒（HBV）持续感染引起的肝慢性炎症坏死性疾病，属内科疑难病症之一。研究发现，湿热毒邪贯穿着乙型肝炎病毒疾病的始终，早期以实证为主，正邪交争，气血瘀滞而阻滞经络，久病则气血亏虚、虚实夹杂。如不及时治疗，大多病程缠绵，预后欠佳。治疗本病当从调节免疫和梳理少阳入手，以激发人体的特异性免疫应答反应，打破免疫耐受性，促进乙肝病毒转阴。

实践证明，截根疗法对免疫系统疾病有较好的疗效。我们在临床上以截根疗法配合乙肝四步疗法清除乙肝病毒，已经得到了良好的反馈结果。

主穴、阳性反应点：胸4~12节夹脊穴，胸5~8节附近阳性反应点。

常用配穴：乙肝病毒DNA升高，加肝热、大椎、神道；转氨酶上升，加肝俞、胆俞、肾俞；黄疸，加肝热、大椎、胆俞；肾阳虚者，夜尿频多，加肾俞、命门；脾胃虚弱者，纳差消瘦，加脾俞、胃俞；肝纤维化，加膈俞、痞根，足三里植入生物蛋白线。

附方：五草一藤汤。

功效：清热，利湿，解毒。

主治：急慢性乙型病毒性肝炎。

处方：车前草30 g，鱼腥草30 g，败酱草30 g，龙胆草15 g，垂盆草30 g，鸡矢藤30~60 g。

每日1剂，水煎，早晚分服。

早在1995年，杨宏志教授就着手做肝病研究，他逐渐发现了中医药治疗乙肝的规律，并提出了"乙肝四步疗法"。迄今为止，乙肝四步疗法已经使大量的病人受益，不少乙肝病人病毒转阴。

乙肝四步疗法，就是根据免疫状态将慢性乙型病毒性肝炎分为免疫耐受期、免疫清除期和残余整合期，然后在免疫清除期制订彻底清除病毒的四步疗法策略。

乙肝四步疗法是用中药启动免疫应答来清除病毒；截根疗法通过截根手术激发人体特异性免疫系统，恢复人体自愈能力。二者殊途同归，联合应用治疗乙肝，确是如虎添翼，效专力宏！

在免疫耐受期，病人HBeAg阳性，病毒虽高度复制，但肝功能正常，肝纤维化指标无异常变化，B超显示无脾肿大的情况下，临床治疗较难获得免疫应答，可暂时不做治疗处理。

在免疫清除期，需要根据病人的ALT水平分期分度辨证施治。

第一步：清除 HBeAg。根据病人 ALT 水平所反映的机体免疫状态，将病情分成三度，包括免疫介入轻度、免疫介入中度、免疫介入重度，辨证采取扶正祛邪法，如健脾补肾、清热解毒、利胆祛湿和疏肝活血法，其中以清热解毒、利胆祛湿法为主，目的是启动免疫应答反应，以顺利清除 HBeAg。

若 ALT 处于正常水平与正常水平的 3 倍之间，以五草一藤汤合方小柴胡汤，加春砂仁、白背叶根、胆南星、海藻、北黄芪、当归身和盐巴戟天等。自胸 12 节夹脊穴开始，依次向上截根，每次一对穴位，同时配合肝热、肝俞、脾俞等。

若 ALT 的水平大于等于正常水平的 3 倍，同时小于正常水平的 5 倍，病人可能伴有轻度黄疸，以五草一藤汤合方小柴胡汤、茵陈蒿汤，加春砂仁、白背叶根等。自胸 8 节夹脊穴开始，依次向上截根，每次一对穴位，同时配合膈俞、肝热、肝俞、脾俞等。

若 ALT 的水平大于等于正常水平的 5 倍，则可作为有效治疗的预测因子，以五草一藤汤合方小柴胡汤、茵陈蒿汤，加春砂仁、白背叶根等。自胸 7 节夹脊穴开始，依次向上截根，每次一对穴位，同时配合肝热、大椎、神道，及胸 5 节附近压痛点、阳性反应点等。

若病人有肝纤维化倾向，在合方的基础上再加上芎归胶艾汤和酒丹参、炒鸡内金等。截根须配合膈俞、肝俞、脾俞。坚持足三里植入生物蛋白线。

第二步：以清热解毒法为主，清除 HBV-DNA 阳性。同时须注意顾护脾肾阳气、凉血活血及抗肝纤维化。

若病人有脾肾阳虚、畏寒肢冷、腹痛腹泻等表现，五草一藤汤合方理中汤；截根须配合膈俞、肝俞、脾俞、命门、痞根，及腰骶部阳性反应点。

肾阳虚，夜尿频多、小便淋漓，五草一藤汤加淡附片、肉桂、仙灵脾、熟地黄和淡干姜等；截根须配合肾俞、命门，及腰骶部阳性反应点。

第三步：继续清除 HBV-DNA 阳性及病毒变异株，包括 HBV-DNA 前 C 区变异株、HBV-YMDD 变异株。在临床上，有时第二、三步并无严格的界限区别，因此在治法方面也采用基本相同的策略。但须注意在清热解毒的同时，兼顾温肾健脾、分清寒热虚实，务必做到清邪而不伤正。

胆红素（TB）、GGT、总胆汁酸（TBA）升高，五草一藤汤加满天星；截根肝俞、胆俞、肩胛区压痛点和阳性反应点。

梗阻性黄疸，五草一藤汤加炒赤芍、炒土鳖虫、柴葛根；截根肝热、大椎、胆俞、膈俞及膈俞区域压痛点和阳性反应点。

苔黄，五草一藤汤加栀子、生石膏；截根大椎、神道、肝热等。

湿邪困脾，舌苔白腻，五草一藤汤加麸炒苍术、蒸陈皮、广藿香；截根脾俞、三焦俞等。

肝气瘀滞，善长太息，胁痛，加炒川楝子、醋延胡索；截根肝俞、胆俞，及膈俞附近阳性反应点；期门穴，点刺放血。

肝血瘀阻，出现肝掌、蜘蛛痣，五草一藤汤加酒丹参、炒赤芍、炮山甲；截根膈俞，及其附近压痛点和阳性反应点。

肝阴亏损，出现两目干涩、腰膝酸软，五草一藤汤加枸杞子、制何首乌；截根肝俞、肾俞等。

脾胃虚寒，食生冷及服药腹泻，五草一藤汤加春砂仁、麸炒白术、炙甘草；截根脾俞、肾俞、命门等。

气陷，头晕乏力、低血压，五草一藤汤合方升陷汤；截根脾俞、胃俞、肾俞等。

白蛋白降低，多与气虚有关，五草一藤汤合方升陷汤，含服红参片，丹参泡水代茶饮；截根脾俞、胃俞、膏肓等。

腰酸、畏寒、四末欠温、夜尿频多，五草一藤汤加制附片、肉桂、炙淫羊藿、熟地黄、淡干姜、绵萆薢；截根肾俞、命门、脾俞，及腰骶部阳性反应点。

CD_3^+、CD_4^+降低，五草一藤汤加党参、生白术、盐菟丝子、盐巴戟天；截根脾俞、胃俞、肝俞、肾俞；坚持足三里植入生物蛋白线。

凝血时间延长，多与气血亏虚、血热及血瘀有关，五草一藤汤合方芎归胶艾汤；截根膈俞及其附近的阳性反应点，每次1~2个穴位，待凝血功能恢复后再行截根疗法，可以逐渐增加穴位。

AST/ALT 水平的变化与肝纤维化有密切关系。若 ALT 升高，五草一藤汤加山豆根、枸杞子、北五味子；截根膈俞、肝俞、脾俞、痞根，及膈俞附近的压痛点、阳性反应点；坚持足三里植入生物蛋白线。

若转氨酶持续不降，多与血瘀有关，五草一藤汤加入三七、生水蛭，以活血化瘀，促进肝脏血供；截根肝俞、胆俞、肾俞、膈俞、膈俞附近的压痛点及阳性反应点，及腰骶部阳性反应点。

若 AST 升高，明显肝纤维化，在五草一藤汤合方芎归胶艾汤的基础上，吞服鳖甲煎丸；截根膈俞、肝俞、脾俞、痞根，及胸5~8节附近阳性反应点；坚持足三里植入生物蛋白线。

第四步：培本固元，巩固疗效。即以健脾补肾、调节阴阳气血为主，恢复肝脏细胞免疫功能，以防止病毒再度复制。主要在膈俞、肿瘤三穴、足三里等处植入生物蛋白线，或配合艾灸和穴位贴敷等治疗方法，巩固疗效。

以上四步，所有病人均须服药2~3年。如果在治疗过程中总胆红素超过35 μmol/L，则中止扶正补益之法，采用清热解毒、祛邪利湿退黄之法，待黄疸消退后再行上述治疗方案。

乙肝实证多为病毒大量复制和表达，同时 CD_8^+ 淋巴细胞不断产生，持续清除感染病毒的肝细胞的过程，是正邪剧烈斗争的阶段；虚证时大多为病毒复制减少，CD_8^+ 淋巴细胞消耗或产生较少，CD_4^+/CD_8^+ 升高，免疫低下，难以持续清除感染病毒的肝细胞的过程，此阶段是正虚邪恋的阶段，当需扶正。

乙肝四步疗法的核心方剂是五草汤，该方原系岭南地区民间治疗黄疸的验方。杨宏志教授临床研究发现，五草汤还有降低乙肝病毒浓度的功效。我在五草汤的基础上加鸡矢藤，并将此方命名为五草一藤汤。我们在临床实践中发现，在五草汤中加入鸡矢藤，其降低乙肝病毒浓度、恢复肝脏功能的作用更加显著。据考证，《黄帝内经》中十三方的鸡矢澧可能为鸡矢藤。

截根疗法联合中药，能够迅速清除病人体内乙肝病毒

乙肝四步疗法治疗大三阳，基本前提是病人 ALT 升高 5~10 倍，这样运用乙肝四步疗法治疗其乙肝病毒 DNA 很快就可以转阴。如果 ALT 仅升高了 1~2 倍的话，病人机体还处于免疫抑制状态，通常还需要相当长的时间来完成治疗。

让人兴奋的是，经过多年的临床探索，我们在杨宏志老师研究成果的基础上，逐步总结出了截根配合乙肝四步疗法治疗乙肝的临床规律，将二者有机地结合，确是如虎添翼。一方面，可以在短时间内提高乙肝病人的免疫力，迅速打破机体免疫耐受状态；另一方面，截根疗法配合乙肝四步疗法后，能够以每个月降 1~2 个次方的速度迅速清除乙肝病毒。正如《史记》中所说的那样："人之所病，病疾多；医之所病，病道少。"截根联合中药治疗慢性乙型肝炎，是一个值得临床深入研究的课题。

数年前，曾经有两个慢性乙肝病人，启发了我对截根疗法联合中药治疗乙肝的思考。

其中一个是深圳的女病人，乙肝病史长达 20 多年，经常反复发作右胁部刺痛，伴有泛酸、食少，消瘦，平时极易口干口苦。实验室检查：乙肝"大三阳"，乙肝病毒 DNA 定量 5.34×10^6，ALT 90.5 U/L，AST 72 U/L。西医诊断：慢性迁延性乙型肝炎。

当时脉证合参，处方以小柴胡汤合方五草一藤汤加减。治疗一个月后，病人不适症状明显好转，而复查结果却令人咋舌，机体并没有发生免疫应答——转氨酶降至正常，乙肝病毒DNA却升到了1.08×10^7。按照乙肝四步疗法来讲，当ALT处于正常水平与正常水平的3倍之间时，应以五草一藤汤合方小柴胡汤加春砂仁、白背叶根、胆南星、海藻、北黄芪、当归身和盐巴戟天等尤其是补益气血为主的药物。我们再三回顾诊疗思路，完全正确。建议其继续服药，等待机体免疫应答。

当时病人认为，如果连续吃2~3年中药才能治好乙肝，实在是太痛苦了。病人问道："能不能试试截根疗法，让我少吃点中药？""可以尝试。"我回答。

之前，我们使用截根疗法主要是用来治疗肿瘤类疾病，从未考虑过用来治疗慢性乙肝。截根疗法是通过激发人体特异性免疫系统来恢复人体的自愈能力，如果从乙肝是免疫系统疾病的家族成员而言，那么截根疗法对乙肝同样适用。想到这里，我就告诉病人："效不更方，不效亦不更方。上次方子的思路是正确的，要继续使用上方。同时加上截根疗法。"

第一次截根，我们选择了肝热和膈俞穴，以及膈俞附近的阳性反应点。从第二次开始，就从病人的胸12节夹脊穴开始，依次向上截根，每次一对穴位，同时配合肝俞、胆俞、脾俞、胃俞和痞根等。

截根治疗一个月，复查结果大为改观：ALT上升至156.5 U/L，乙肝病毒DNA降至3.12×10^6。这说明已经发生了免疫应答，故特意嘱咐病人每晚10点之前上床休息，务必清淡饮食，每天还要吃三个苹果。

一个月后，复查结果显示：ALT为259.5 U/L，乙肝病毒DNA已经下降至2.97×10^5，不适症状消失十之六七。

前后截根治疗共计7次，其后又坚持服用了半年多中药。半年后，在某三甲医院复查，乙肝两对半提示：表面抗体、核心抗体（＋），其余皆阴性，肝功能恢复正常。

另一个启发我应用截根疗法治疗乙肝的人，是一个某医科大学的女学生。在大学体检时，发现她患有慢性乙肝。她自己吃了一些药（具体药物不详），效果不明显。平时总觉得右胁不适、厌食油腻，人也消瘦，面部长满痤疮。实验室检查：乙肝"大三阳"，乙肝病毒DNA定量5.01×10^4，ALT 276.5 U/L，AST 198 U/L。

这个学生是铁杆中医，她认为如果截根疗法能激发免疫反应，那么就能启动免疫应答；如果能启动免疫应答，那么截根疗法就能治愈乙肝。而且，她也很乐意做第一个吃螃蟹的人。她的观点引发了我深深的思考。按理说，如果针药并施治疗乙肝可以取得良好的疗效，那么单独使用截根疗法也有可能激发免疫应答。自忖务必重拳出击，或可奏效。

我们发现她右侧肝热穴一带有明显的压痛点，且皮肤下呈结节样条索状隆起，用拇指用力按压以后，她说："按了以后，人会比较轻松，现在是痛并快乐着。"同时，我也在膈俞附近找到了2~3个显著的阳性反应点，其中一个上面还长了一根突兀的黑色毫毛。按照截根疗法的选穴原则，要在特定位置明显的压痛点和阳性反应点上截根。肝热，既是治疗肝炎的特效穴，又是压痛点；膈俞，既是特定穴，又是阳性反应点。况且《灵枢》也说："按已刺，按之立已。"所以，第一次我们在肝热穴和膈俞的阳性反应点上做了截根；第二次从胸7节夹脊穴开始，依次向上截根，每次一对穴位，一直截到胸3节夹脊穴，同时配合大椎、神道、肝俞、胆俞、脾俞、胃俞、痞根等，每次1个穴位。我再三叮嘱她，必须清淡饮食，每日要吃三个苹果、两个胡萝卜、一个西红柿，务必于晚上10点之前休息。

一年以后，这个学生带亲戚来看乙肝时告知，上次做完截根后就没感觉到身体有什么不舒服的了，也就没太在意，直到前段时间猛然想起乙肝的事，就赶紧到某附院验血，乙肝两对半检查提示：表面抗体（+），

e 抗原和乙肝病毒 DNA 转阴，肝功能也恢复正常了，且面部痤疮也不药而愈。

单独使用截根疗法治疗乙肝，毕竟只是个案。在此之后，我们又治疗了一些乙肝病人，发现采用截根疗法联合中药可以明显提高治疗乙肝的有效率，显著缩短治疗周期，减轻病人的经济负担。其中部分病人在治疗 15~30 天会出现一过性的乙肝病毒 DNA 上升，此即正邪剧烈斗争的结果。

（七）胆石症、胆绞痛

胆绞痛为肝胆疾病中常见的急性症状之一，中医学虽无此病名，但有关本病的证候记载在黄疸、胁痛、肝胀、胆胀、癖黄、结胸和诸腹痛等病中。虽然近些年有大量治疗胆石症、胆绞痛的有效案例报道，但是，如何迅速有效地控制疼痛症状仍不失为每个医务工作者的研究课题。

《景岳全书》曰："胁痛之病，本属肝胆二经，以二经之脉皆循胁肋故也。"凡情志失调、寒温不适、饮食不节或虫积等，均可引起气血运行不畅而使病邪郁积肝胆、瘀热结于中焦，继而影响肝的疏泄，最终因胆气不通而发生本病。

主穴、阳性反应点：胸 4~8 节夹脊穴，胸 5 节附近阳性反应点。

痛甚者，可以用圆利针直刺阳陵泉（图 21）附近的压痛点，用针尖刺破骨膜，并以指甲叩击针尾 36 次，多可一针止痛。

阳陵泉穴，传统的针灸定位是在小腿外侧，腓骨头前下方的凹陷中，顾氏医学取穴方法与之不同，是在传统定位下方 1~3 cm 的位置，用拇指触摸有结节样、条索状物或明显的压痛点处取穴。医生先以拇指按压病人的阳陵泉，如果疼痛有所缓解，然后就以圆利针直刺，针尖刺破骨

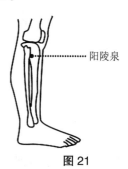

阳陵泉

图21

膜，行针尾叩击法，增加刺激强度。正如《灵枢·杂病》说："按已刺，按之立已；不已，上下求之，得之立已。"该穴主治疾病较多，对胆囊炎、胆结石、胆绞痛、黄疸、下肢痿痹、半身不遂、膝盖肿痛以及肩周炎急性发作等，都有很好的效果。

常用配穴：伴胆囊炎者，加肝热、大椎、膏肓；胆石症者，加肝俞、胆俞、胃俞、三焦俞；纳差消瘦者，加脾俞、胃俞。

附方：加味大柴胡汤。

功效：疏肝利胆，清热止痛。

主治：急慢性胆囊炎、胆石症及胆绞痛等。

处方：生大黄10 g，北柴胡15 g，法半夏10 g，炒枳实10 g，黄芩10 g，姜厚朴15 g，炒白芍30 g，生姜（带皮）10 g，红枣（去核）10 g，金钱草30 g，马齿苋120 g，玉米须30 g。

每日1剂，水煎，早晚温服。

临证加减：胆道感染者，加金银花30 g、连翘30 g、大血藤30 g；胆石症者，加生鸡内金30 g、海金沙30 g、枯矾（冲服）5 g、玄明粉（冲服）5 g。

针刺联合截根疗法治疗胆绞痛

有两个胆绞痛的病人，我至今仍清楚记得。其中一个是50多岁的女士，体重65~70 kg，因右上腹疼痛一周求治。初诊时病人以右手捂着右肋处，自述前几天吃了羊肉串后即感觉右上腹疼痛不止，并逐渐加重，伴口干口苦、食欲不振、恶心欲吐、寒热往来，大便已经数日未行。既往有胆囊炎并泥砂样结石病史。

我在查体时发现，病人双侧阳陵泉穴下方有明显的结节样、条索状物，并有明显的压痛点，以拇指按压片刻，病人自觉腹痛有所缓解，按《灵枢·杂病》所说"按已刺，按之立已；不已，上下求之，得之立已"，我随即以圆利针直刺病人双侧阳陵泉穴附近有明显压痛之处，用针尖刺破骨膜，病人腹痛明显缓解。同时，我也发现在病人胸4~5节夹脊穴及附近还有一个明显的压痛点，我一并做了截根治疗，在治疗到第2个穴位的时候，病人疼痛几乎消失。

这个病人共接受截根治疗3次，从胸4节夹脊穴开始，一直到胸6节夹脊穴，每次一对穴位，同时配合阳性反应点或压痛点1~2个。病人前后又配合服用加味大柴胡汤30多剂。后B超检查提示，结石已全部排出，胆囊大小正常。随访半年，未见复发。

还有一个男士，不到30岁，每日无酒不欢，因右上腹剧痛于某医院急诊医治无效后，前来求治。病人自诉右上腹呈阵发性剧痛2小时，并牵引右肩背部胀痛，伴口苦咽干、寒热往来、恶心、尿黄、便秘。舌质红，苔薄黄，脉弦数有力。外院检查：白细胞18×10^9/L，既往有胆石症病史，体温39℃。查体发现，双侧阳陵泉穴有明显的触痛点，初步判断为急性胆囊炎并胆石症、胆绞痛。

我用圆利针针刺病人双侧阳陵泉穴处的压痛点，同样将针尖刺入骨膜，再以指甲叩击针尾，以增加刺激强度。5分钟后病人疼痛明显减轻，大约30分钟后疼痛消失，体温下降。次日B超检查证实胆囊增大，并有结石数枚，最大直径1.1 cm。

这个病人，我一共给他做了3次截根治疗，从胸4节夹脊穴开始，依次向下截根，每次一对穴位，一直做到了胸6节夹脊穴，每次均加上肩胛区阳性反应点或肝热、肝俞、胆俞、膈俞等穴中的1~2个。病人同时接受双侧阳陵泉穴位埋线治疗2次，前后共服加味大柴胡汤40余剂。后复查彩超，结石排出，疾病痊愈。

对于胆绞痛，将针刺阳陵泉穴及截根疗法联合应用，可以起到很好的止痛作用，但究其根源还须消除胆囊炎症及解决结石问题。就胆石症而言，如果单独服用中药，一般很难在短时间内将结石全部排出，采用截根疗法联合中药治疗，可以明显缩短病程，多数病人可以在1~2个月将结石排出。

（八）肾结石、肾绞痛、尿路结石等

石淋、砂淋，即西医学的肾结石、尿路结石、膀胱结石等。结石大者称为石淋，结石细小者称为砂淋。石淋、砂淋主要临床表现为排尿异常，如尿急、尿频、尿痛，或伴有尿血，或腰部疼痛，尤其当肾绞痛发作时，经常疼痛剧烈，痛连外阴，甚至放射至大腿内侧。

《外台秘要》中记载："石淋者，淋而出石也。肾主水，水结则化为石，故肾客砂石，肾虚为热所承，热则成淋。"中医认为，肾为水脏，主司水液的分清泌浊；膀胱为州都之官，贮藏和排泄尿液；肾与膀胱互为表里，二者功能正常则开合有度，水液排泄正常。若膀胱为湿热病邪侵袭，或肾气亏虚等致使气化功能失常，则水道不利而发生本病。

主穴、阳性反应点：胸9~腰4节夹脊穴，督脉阳性反应点，肾区（第12肋与脊柱交点）、输尿管循行区域阳性反应点和阿是穴，膈俞。

配穴：伴有肝郁气滞者，善太息，或烦躁易怒，加肝俞；脾虚者，脘腹胀满，或大便溏泻，加脾俞、肾俞；腰痛者，加腰骶部阿是穴；腰痛剧烈者，可以在腰骶部阿是穴截根后，再行拔罐至血色发生变化，或疼痛解除，这两个指征出现一个即可，半数以上病人经过这样治疗，当场即可解除疼痛。

附方：硝滑地黄汤。

功效：补益肝肾，利尿通淋。

主治：肾结石、尿路结石、肾绞痛等，辨证属肝肾不足、湿热下注者。

处方：生地黄60g，酒萸肉20g，怀山药20g，云茯苓15g，麸炒泽泻15g，丹皮15g，硝石（冲服）10~15g，滑石10~15g，鸡内金30g。

每日 1 剂，水煎，早晚分服。

临证加减：尿血者，加琥珀（冲服）10 g、蒲黄炭 10 g；腰腹疼痛者，加台乌药 30 g、醋延胡索 30 g；尿痛者，加白头翁 30 g、车前草 30~60 g；尿常规中有白细胞者，加土茯苓 60 g。

治疗肾绞痛，腰骶部阿是穴的用法

这是前几年的一个案例，病人为男性，50 多岁，肾结石导致肾绞痛，反复折腾了好几天，后来经朋友介绍到我门诊就诊。

刻诊：病人腰部疼痛难忍，口干口苦，尿频、尿急而余沥不尽，大便 3 日未行。病人曾接受过西医治疗（具体治疗方案不详），疼痛有缓解，次日又腰痛剧烈。彩超提示肾结石 2 颗，最大直径约 9 mm；输尿管结石 1 颗，位于输尿管第二狭窄部的上方。舌质暗红、苔薄白、有瘀斑，脉弦细数。

四诊合参，当时制订的治疗方案是：先投以大柴胡汤去半夏合方大黄附子汤，3 剂，以通腑泄热、引病下行。小便不利，先治其标；疼痛剧烈，亦先治其标。首诊截根腰骶部的阿是穴、输尿管区的阿是穴，术后病人诉疼痛明显缓解。紧接着，又在创口上拔罐，开始拔出褐色的血液，拔到第 3 罐时血色开始逐渐鲜红，共计拔出 50~60 ml 血液，用病人的话说："此时疼痛几乎消失，只剩下曾经疼痛的痕迹了。"

复诊，病人述上次看完病回去后没有再发生疼痛，吃了中药，大便日行 4~5 次，其中有 2~3 次呈水样便，无明显不适。转方硝滑地黄汤 10 剂，每日 1 剂，水煎，早晚分服。嘱其如果在服药后大便呈糊状，日行 2~3 次，为正常现象；若大便日行超过 3 次，每日将一剂中药分多次频服，即可减轻腹泻。

三诊，病人述服药后大便日行 3~4 次，在服药一周左右的时候，小便排出黄豆大小的石头一颗。彩超复查显示，肾脏结石原有 2 颗已经排出 1 颗，尿路结石已经排出。嘱其服用肾气丸 3 个月，巩固疗效。

后病人自行停药，随访半年，肾绞痛未再复发。

还有一位被肾结石困扰多年的病人。初诊，病人自述左肾结石、输尿管结石，多发，最大直径约 0.5 cm，左腰部疼痛，肉眼可见血尿，两天前肾绞痛发作，在某医院打了两支止痛针，大便稀，日行 2 次，喜欢喝冷饮，畏热，稍微动一动就全身汗出，饭后也会出汗，夜尿 2~3 次，烦躁易怒，长期抽烟，每日 40 支左右，喜欢饮酒 20 余年，既往有腰椎间盘突出症、头痛病史。

我们根据病人自述的症状，参考西医诊断，中医辨证施治，拟订方案如下。

（1）根据病人主要症状腰痛、烦躁易怒、有长期抽烟饮酒史，判断其患肾虚湿热下注之热淋，采用硝滑地黄汤加枳椇子、台乌药、车前草等口服治疗。嘱其每日 1 剂，水煎，早晚分服。每日饮用白开水不少于 2000 ml，多做户外运动，如跑步或者跳绳，以助于排出结石。又特别叮嘱对方，排石的时候有可能会发生一过性疼痛，或肉眼可见血尿。

（2）中医外治法。第一次截根腰骶部阿是穴、阳性反应点，膈俞穴；第二次开始截根肾区阿是穴、阳性反应点；第三次截根输尿管区的阳性反应点和阿是穴。

第一次做截根时，病人疼痛戛然而止，前后一共做了 3 次截根，共计服用中药 30 余剂，期间数次排出大小不等的碎石若干粒，结石最大的约半个黄豆大小。后彩超复查显示，所有结石全部排出，疾病痊愈。

肾结石是临床常见病，一般认为肾结石主要是钙、草酸、尿酸等晶体物质在肾脏的异常堆积所致。肾结石中 90% 含有钙，其中草酸钙结石最为常见。平时喜爱吃油腻食物的人，鸡鸭鱼肉等动物性蛋白在体内消化吸收的过程中产生大量草酸钙，这些都会导致结石的发生。发现肾结石后，很多人第一反应是选择体外碎石治疗，殊不知中医治疗肾结石也有独到之处，截根疗法联合中药便是有效的方法之一，且副作用更小。

若希望从根本上有效预防结石复发，那么清淡饮食、多喝水、规律作息、适当运动则是必不可少的干预措施。

（九）癫痫

癫痫，俗称"羊角风"，历来被认为是难治之疾。西医学认为癫痫是一组由不同病因引起，脑部神经元异常放电所导致的临床综合征。西医学治疗癫痫一般采用抗癫痫药物，病人服药时间较长，短则数年，长则十几年，甚至终身服用，而此类药物又都有不同程度的副作用，部分病人难以坚持服用，给本病治疗增加了难度。

中医学认为癫痫是由于多种致病因素造成的脑窍蒙闭，多属本虚标实、上盛下虚之候，治疗当标本兼顾、攻补兼施。《内经》有载，"久病者邪气入深，刺此病者，深内而久留之"，临床采用截根疗法、穴位埋线及中药内服三联疗法，可共奏截断病源、长久调理、培元固本之功，这是治疗癫痫的有效方法，值得临床推广应用。

主穴、阳性反应点：腰5节及骶部夹脊穴，骶部阳性反应点，心俞，痫病三穴。

常用配穴：大椎、脊中、陶道、筋缩、风府、肺俞、肝俞、脾俞、肾俞。

附方一：定痫丸。

功效：清肝泻火，涤痰熄风，镇心安神。

主治：痰火内扰神明所致的久治不愈的癫痫、抽搐昏迷。

处方：当归身150g，天麻60g，炙甘草30g，天竺黄30g，代赭石（水飞）30g，云茯苓30g，川贝母30g，炒僵蚕30g，郁金30g，白矾30g，炒神曲30g，炒二丑（黑丑、白丑）30g，炙远志30g，炒酸枣仁30g，煅金礞石（水飞）30g，法半夏30g，胆南星30g，石菖蒲30g，全蝎30g，蜈蚣（带头足）15条，天然牛黄5g，天然沉香15g，朱砂

（水飞）15 g，琥珀（水飞）15 g。

丸剂，每次 3 g，每日 2 次，温开水饭后服。

附方二：医痫散。

功效：祛风化痰，定痫止搐。

主治：癫痫发作，二目上窜，口吐涎沫，抽搐昏迷。

处方：生白附子 30 g，生天南星 60 g，生旱半夏 60 g，猪牙皂 300 g，炒僵蚕 60 g，炙乌梢蛇 60 g，红头蜈蚣（带头足）30 条，清水全蝎 30 g，白矾 100 g，雄黄（水飞）10 g，朱砂（水飞）10 g。

每年农历七月初七配制，上药共为细面，白瓷瓶存储。每次口服 3 g，每日 2~3 次，饭后服，小儿酌减，孕妇禁用。

医痫散，为哈尔滨市中医医院孙奇教授三代家传秘方，医治各种顽固性癫痫，疗效奇特，但因含有毒性药物，故使用时应慎重，且必须与病人家属沟通清楚，在征得同意后再用药。

癫痫伴癔症必用天然沉香

前几年，我曾医治过一个患有癫痫 10 多年但年龄仅 23 岁的女病人。据病人母亲说，病人在 9 岁的时候于清明节随家人去扫墓，回来当天就突发癫痫，起初是每年清明节前后发病，但从 13 岁月经初潮开始，每逢月经来潮前夕都会发病，并且经常出现幻视、幻听，还经常梦到死人和她共处一室。每次发病前，都会表现出莫名的恐惧，接着双目直视，颈项强直，四肢抽搐，口吐白沫，持续 3~5 分钟后即自行缓解，醒后自觉头痛。曾服用卡马西平等药物，但均不能控制。

病人平素性格急躁易怒，胸闷恶心，口干口苦，大便 6~7 日一行，舌红，苔黄腻，脉滑数。脑电图检查：可见癫痫波型。拟诊为原发性癫痫伴癔症。

我当时从病人腰 5 节夹脊穴开始依次向下截根，一直截到骶 2 节夹脊穴，每次一对穴位；同时配合腰骶部阳性反应点、痫病三穴、大椎、脊中、陶道、筋缩，每次 1~2 个穴位。

按顾老师的习惯，凡是癔症之幻视、幻听，必用天然沉香驱邪辟秽，临床多获良效，故嘱其以天然沉香 5 g 煮水，冲服医痫散，每日 2 次，每次 3 g。

结果截根当天，病人安然入睡，自述没有做噩梦。服药后，刚开始的一周每天都会吐出大量黄色黏液状痰涎；3 个月后，病情就得到了控制，原来服用的卡马西平也开始逐渐减量，月经来潮前也未见发病；半年后，脑电图复查无明显异常，停服卡马西平。后病人去深圳工作，随访一年未见复发。

癫痫病人的治疗

还有一个让我印象深刻的病人，女，35 岁，患癫痫 10 多年。病人 20 岁时因失恋而发癫痫，此后每月必发作，少则 1~2 次，多则 3~5 次不等，现发作逐渐频繁，甚则每日发作。每次发作时，病人都会突然大叫一声，随后昏迷，不省人事，接着两目上视，口吐白沫，四肢抽搐，大小便失禁，大约 10 分钟以后即自然苏醒，醒后自觉全身乏力、头晕目眩，平素不发病时精神状态一如常人。

我当时从病人的腰 5 节夹脊穴开始截根，之后依次向下，一直截到骶 2 节夹脊穴位置，每次一对穴位；同时配合腰骶部阳性反应点、痫病三穴、大椎、脊中、陶道、筋缩等，每次 1~2 个穴位。考虑到病人因情志刺激而发病，必有肝气瘀滞，而久病必然导致元气不足，故以补中益气汤和小柴胡汤冲服定痫丸，每次 3 g，每日 2 次，饭后服。

一共截根 3 次。3 个月后，病人发病次数逐渐减少。嘱其坚持服用定痫丸以开窍定痫，配合截根疗法激活人体特异性免疫系统，针药并施，大病缓图，万不可急于求成。

病人前后坚持服用了一年的定痫丸。两年后，她带朋友过来治疗癫痫时告知，自治疗后已经一年没有发病了。

（十）头痛、偏头痛、三叉神经痛

头痛一症，起因较多，外感、内伤均可导致。头为诸阳之会，故头痛以风邪上犯所致者最为常见。不论是内因引起的头痛还是外因引起的头痛，大都与风邪致病有关。实证则多因风邪夹杂痰湿或瘀血等上扰脑络而发病；虚证则多因清阳不升，浊阴不降，脑失所养，虚风内动而为患。故民间把各种头痛均称为"头风"。

主穴、阳性反应点：颈 3~7 节夹脊穴，颈部阳性反应点。

常用配穴：风寒头痛，遇寒加重者，加百劳、大椎；瘀血阻络，头痛固定不移者，加膈俞；偏头痛者，加患侧翳风、风池等穴。

治疗头痛的方法较多，据我的临床经验，头痛发作时，首选头部阿是穴，用三棱针点刺放血；还可以选用双侧太阳（图22）、耳尖（图23）及耳后青筋点刺放血；也可以在颈部夹脊穴进行截根治疗，治疗时可以选取压痛点、阳性反应点。偏头痛，多在颈部足太阳膀胱经循行之处有明显的阳性反应点；巅顶痛，还可以选取颈部阿是穴和肝俞穴；全头痛的，将各个部位头痛涉及的穴位加总。

据临床观察，截根疗法配合放血疗法对各类头痛都有一定的效果。属于实质性病变，特别是颅内占位性病变者，截根疗法效果较差，止痛时间不长，对这些头痛必须针对病因进行联合治疗，截根疗法只能作为辅助疗法。如果是功能性病变所引起的头痛，则截根疗法效果比较好，其中实热性头痛的治疗效果比虚寒性的效果更佳。偏头痛，患侧血管怒张显露，按之应指者，采用三棱针点刺放血，很快就能止痛，若再选取颈部穴位进行截根治疗，则远期疗效更好。如果患侧表浅血管凹陷，不显露，可以选择阿是穴放血。

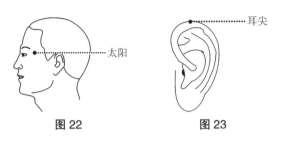

图22　　　　　　　　　图23

附方：偏头痛特效方。

功效：祛风散寒，通络止痛。

主治：多种原因引起的顽固性偏正头痛。

处方：天麻30g，白芷30g，酒川芎30g，酒乌梢蛇15g，甘草泡地龙15g，辽细辛15g，生大黄10g。

每日1剂，水煎，早晚分服。

临证加减：本方原出自民国时期的《全国名医验案类编》，是治疗偏头痛的秘方。原方没有细辛，我经临床实践发现在原方中加入细辛则疗效更好，临床使用此方治疗各种顽固性头痛，大都能药到病除，部分病人在第一次服药后30~40分钟即可止痛。血瘀，痛处固定不移者，去生大黄，加酒大黄10g；肿瘤压迫性头痛者，加壁虎15g、清水蛭5g、蜈蚣（带头足）2条；枕部痛者，加野葛根60g；头痛剧烈者，加蜈蚣2~3条、清水全蝎5g。

久治不愈的偏头痛，首先要刺络放血

曾有一个新加坡华侨，女，40多岁，患头痛20多年，从上大学开始就一直头痛，大多是一侧发作，或左或右，严重的时候则是全头痛，看过不少医生，几家医院均诊断为血管性头痛，始终反反复复不能根治，后经朋友介绍回广州进行截根治疗。

病人头痛剧烈，疼痛难忍，我仔细观察后发现病人左侧太阳穴处青筋暴露，遂决定先在太阳穴处点刺放血，放血完毕，病人自觉疼痛大减。随后在颈6节夹脊穴（双侧）截根，同时也选了颈部阳性反应点1个。结果 1 次显效，2 次止痛，3 次痊愈，病人要求再截根 2 次。嘱其愈后再服用偏头痛特效方 15 剂。随访半年，未再发作。

还有一次在湖南开会，一位与会工作人员偏头痛发作，病人当时坐在椅子上抱着头，还不停地恶心。我详细询问了病人的病史。病人左侧偏头痛已经反复发作 20 多年了，最初是因为坐月子期间着凉患病，每次发作时都是左侧颞部、眼眶等处搏动性疼痛，严重的时候要连续输液半个月才能控制。我在检查时发现，病人的左侧太阳穴位置明显比右侧凸显，络脉怒张，按之有搏动感。

因为当时是应主办方邀请做有关中医肿瘤防治的专题演讲，所以我也没有带截根手术器械，幸好随行的一个学生带了一次性医用三棱针，我赶紧叫酒店工作人员找来高度白酒做了简单的消毒处理，然后捏起病人太阳穴处的皮肤，用三棱针刺络放血，放完血后病人疼痛减半，接着我又在病人左侧颈部发际下的位置找到了 1 个阳性反应点，当即用挑治法治疗，在挑断了 20~30 根皮下纤维状物后，病人头痛立止。

第二天返程的时候，我向会务组司机打听昨天那位偏头痛工作人员的情况，司机跟我说，他早上还见到那个同事，说经过昨天治疗以后头就不疼了。

还有一个病人，因乳腺癌做了乳腺切除及腋下淋巴结清扫，术后又做了 3 期化疗，自觉每日寒热往来，头枕部血管搏动性疼痛，上连头顶两侧，曾服用止痛药（未详）稍作缓解，停药后，疼痛如故。

我先在病人两侧头维穴（图 24）放血，待病人疼痛稍作缓解后予以截根治疗。从颈 6 节夹脊穴开始依次向上，每次一对穴位，同时选颈部阳性反应点 1~2 个，还有大椎、膈俞等穴，每次一个。

共计截根 3 次。第一次截根治疗后，病人疼痛立止。3 次截根后，病人头部无明显不适。又开处方偏

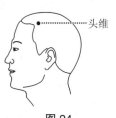

图 24

头痛特效方 15 剂，以巩固疗效。

3 个月后，病人前来开中药预防肿瘤复发和转移，告知头痛至今未发。

（十一）腰椎管狭窄、腰椎间盘突出症、坐骨神经痛、强直性脊柱炎、腰痛等

腰椎管狭窄、腰椎间盘突出症、坐骨神经痛、强直性脊柱炎等，中医统称为"痹证"。此类疾病病因甚多，常见为肝肾两虚，起居失调，卫气不固，腠理空虚，或劳伤之后汗出当风，久卧湿地，风寒湿邪乘虚而入，闭阻经络。

用截根疗法治疗此类疾病时常在腰背颈部的足太阳膀胱经穴、夹脊穴、督脉穴施术，有减轻和消除炎症、调节免疫功能、改善微循环、调整脊柱关节功能的作用。

主穴、阳性反应点：病变相应区域的夹脊穴，膀胱经反应点、阿是穴，夹脊穴反应点、阿是穴，督脉反应点、阿是穴，譩譆、膈关、督俞，腰骶部阳性反应点。

常用配穴：瘀血腰痛，有腰部外伤史，腰痛如刺，痛有定处者，加上唇系带结节、膈俞；寒湿，腰部重痛者，加腰阳关；反复发作者，加委中放血；肾虚，腰酸无力者，加肾俞、命门；痹证日久，肝肾不足者，加肝俞、脾俞、肾俞。

诸病证凡是伴有腰痛者，均可取腰部阿是穴进行截根。先取颈背腰部的膀胱经穴，再取夹脊穴，最后是督脉的穴位。疼痛明显的可以先用祛风止痛的中药热敷，再施以截根疗法，最后在刀口拔罐出血。

附方：加味独活寄生汤。

功效：补益肝肾，通络止痛。

主治：各种顽固性痹证，如腰椎管狭窄、腰椎间盘突出症、坐骨神

经痛、强直性脊柱炎和骶髂关节炎等。

处方：独活 60 g，桑寄生 35 g，高丽参 15 g，怀牛膝 15 g，杜仲炭 15 g，生地黄 15 g，北防风 15 g，当归身 15 g，秦艽 15 g，酒川芎 15 g，炒赤芍 15 g，云茯苓 15 g，肉桂 15 g，制附子 15 g，制川乌（先煎）15 g，制草乌（先煎）15 g，炒土鳖虫 10 g，穿山龙 60 g，蒸陈皮 15 g，炙甘草 15 g。

每日 1 剂，水煎，早晚分服。

临证加减：肾阴虚，腰酸乏力者，加怀山药、山茱萸各 20 g；肾阳虚，尿频，夜尿频多者，加韭菜子 15 g、炙淫羊藿 30 g；畏寒者，加威灵仙、高良姜各 15 g；局部热痛者，加生石膏 60 g；局部刺痛者，加生乳香 10 g、生没药 10 g、酒大黄 10 g；疼痛剧烈者，加服黑白散（主要成分为制马钱子、虫白蜡、煅自然铜）；腰椎管狭窄者，加陈麻黄 10 g、通草 10 g；腰椎间盘突出症者，加炒生菜子 15 g、炒黄瓜子 15 g；坐骨神经痛者，加辽细辛 15 g、酒川牛膝 15 g；强直性脊柱炎者，加酒乌梢蛇 15 g、蜈蚣 2 条、鹿茸 5 g。

强直性脊柱炎的夹脊穴疗法

民间将强直性脊柱炎称为"不死的癌症"，足以说明该病之顽固。我在临床采用截根与中药并施联合治疗本病，取得了一定的疗效。

几年前一个湛江病人，因腰部挫伤受凉后出现腰背部僵硬疼痛，开始的时候症状时好时坏，每因劳累、天气变化等情况加重，几经辗转，用多种方法治疗，均无理想效果，病情持续加重，后逐渐活动受限。经友人介绍来门诊就诊。

查体发现：腰部活动轻度受限，腰椎及两侧小关节有明显压痛，胸 7~12 节间及两侧横突触痛。实验室检查：红细胞沉降率 98 mm/h，人体白细胞抗原 HLA-B27 阳性。胸、腰椎 X 线检查：椎体正常生理弯曲消失，小关节面变模糊，椎体呈方椎改变，椎旁软组织和韧带钙化。综合分析病人病情，初步诊断：强直性脊柱炎。

我先以三棱针将病人上唇系带结节刺破，然后予以截根治疗，从病人的骶3节夹脊穴依次向上，每次一对穴位，同时配上阳性反应点或压痛点1~2个，每次治疗都是先用截根疗法，最后拔罐出血。

以上述方法为主进行治疗，同时予加味独活寄生汤以补益肝肾、强筋健骨。连续3次截根后，病人症状明显改善，治疗10次以后，已无明显不适症状。随访半年未见反复。

腰部闪挫伤，先除去上唇系带结节

2018年，春节开工没多久，一位病人来诊，自述腰腿痛一年了，渐不能起床，经当地医院磁共振检查示：腰椎间盘突出。服药及针灸治疗半个月仍不能下床行走。后经熟人介绍，找我求治。

病人面色黧黑，腰直不起来，舌上有瘀斑，上唇系带处有一如芝麻大结节，脉见弦象。经询问得知，一年前单位组织篮球比赛，病人因打篮球扭伤腰部，曾自行服用三七片后缓解，并未引起注意。

我先用三棱针除去病人上唇系带的结节，病人顿觉腰部轻松，疼痛大减；我又在病人腰部阿是穴上进行截根治疗，加拔罐出血，治疗后病人立即能够直腰走路，直呼"华佗再世"。

3日后复诊，病人活动自如，仅有腰部酸胀感，我又选腰部阿是穴截根治疗2次，同时嘱其服加味独活寄生汤补益肝肾、强筋健骨，以巩固疗效。

腰痛的外国友人

这是一位巴基斯坦友人，他带着翻译过来看病。病人腰痛半个多月，每天晚上疼痛加重，行走和翻身都会牵扯左腿呈烧灼样疼痛，口苦，口渴但不喜欢喝水，偶尔头晕、头痛，吹空调后疼痛加剧，小便黄，夜尿3~4次，大便较硬、3~4日一行。查体时，病人腰部触痛，直腿抬高试验阳性，因为没有影像学支持，所以初步诊断为腰椎间盘突出症、坐骨神经痛待除外。

拟定治疗方案：桂枝芍药知母汤合方小活络丹，汤剂内服；外治采用截根疗法。

（1）内服中药。组成：肉桂 30 g，赤芍 20 g，生甘草 15 g，陈麻黄（先煎，去上沫）15 g，干姜 15 g，生白术 35 g，知母 30 g，防风 30 g，制附片 15 g，制川乌 15 g，制草乌 15 g，甘草泡地龙 15 g。每日 1 剂，水煎，早晚分服。因为处方中有麻黄，所以特意嘱咐病人服用第一剂药时，将药液多分几次，小口频服，防止因服用麻黄出现心悸、胸闷等副作用。如果服药后没有明显的不适症状，从第二剂药开始，不必分多次频服。

（2）中医外治法。①截根疗法：取穴腰 1~4 节间明显的压痛点及相应的夹脊穴，隔日 1 次，共计 3 次。②刺络放血：取双侧膈俞和委中穴，隔日 1 次。第一次治疗后，病人腰腿疼痛顿时消失，当场就可以做弯腰屈伸等动作，然后就伸出大拇指，赞叹中医疗效好！

（十二）颈椎病

颈椎病，其症状大多表现在头颈部和上肢，属中医痹证范畴。颈椎病患病原因或为肌肉损伤、瘀血凝滞，或为气血损耗、卫气不周、风寒湿邪乘虚侵入。截根疗法通过改善局部血液循环，疏通经筋脉络气血运行，解除病变部位对神经的压迫和束缚，可以达到治疗颈椎病的目的。

主穴、阳性反应点：颈 3~7 节夹脊穴，颈部阳性反应点，阿是穴。

常用配穴：风寒湿痹者，遇风寒则发作，加大椎、风池；瘀血阻络者，常刺痛，或疼痛位置固定不移，加膈俞；头晕目眩者，加肝俞、脾俞、肾俞。

我们临床发现，颈椎病病人颈肩部的阳性反应点，常在大椎穴附近或颈椎增生部位的表皮上出现，常呈党参花样的皮损改变，一般为圆形或椭圆形，豆粒大小，约有 1 mm 宽的边缘，颜色稍深于正常皮肤，多呈亚光色。如果阳性反应点恰好在压痛点上，治疗效果会更好。

治疗本病，首先选择疼痛较明显部位的颈部夹脊穴，然后选择 1~2 个该区域或附近的阳性反应点。一般治疗 3~7 次就可以基本痊愈。

附方：顾氏黑白散。

功效：活血化瘀，通络止痛。

主治：跌打损伤、骨折等局部瘀血阻滞及风寒湿痹引起的各种疼痛。

处方：制马钱子 100 g，虫白蜡 100 g，崇宁大钱（火煅，醋淬 7 次。现已用煅自然铜代替）。

上药共为细末，方中制马钱子为剧毒药物，需要严格炮制（详见《让癌症病人远离疼痛——一位传统中医的抗癌真经》），每次服用剂量要十分精确，才能药到病除。刚开始每次服用量一般不超过 1 g，次日起每次加量 0.25 g，直至患处疼痛明显缓解为止，即为有效剂量，不得擅自加量，以免中毒。一般成人最大单次用量不超过 2 g，每日总量不超过 4 g。每日服用 2 次，间隔 6~8 小时，早晚饭后服。

治疗颈椎病头晕头痛，选择颈部阳性反应点

我曾接诊过一位男性病人，是出租车司机，年近 40 岁，头发已经花白，看起来与实际年龄明显不符。

初诊，病人自述近三年来身体状况每况愈下，每次加夜班或者开长途，都会头晕头痛，严重时还会恶心呕吐，平素自觉颈部僵硬疼痛，低头或者后仰时活动明显受限，右臂上举时会发生牵扯样疼痛。曾在某社区卫生服务中心推拿理疗，暂时缓解，但经常反复发作。又在某医院风湿免疫科住院治疗，经拍 X 线片确诊为颈椎 4~5 节骨质增生，颈椎间盘突出。医院建议手术治疗，病人家里既要供两个孩子上学，还要还房贷、车贷，家属考虑经济原因，遂决定带病人出院看中医，希望可以保守治疗。

我们当时制订的方案是，截根颈部阳性反应点、颈 3~7 节夹脊穴，暂定截根治疗 5 次。第一次截根，从颈 3 节夹脊穴开始，每次一对，同时选择颈部阳性反应点 2~3 个，一直截到颈 7 节夹脊穴为止。嘱其以葛根汤冲服黑白散，每次 1 g，每日 2 次，早晚饭后服。

第一次截根后，病人当场头晕头痛就缓解十之六七，颈部僵硬感顿时消失。嘱其每周截根 1~2 次，每天散步或者慢跑不少于 5000 步，清淡饮食，平时多喝淡盐水，避免饮用咖啡、茶等饮料。

7 日后复诊，病人自述不再头晕头痛，颈部不适症状基本消失；1 个月后，病人不适症状消失。后经原确诊医院复查，X 线提示的颈部钙化灶明显吸收。

病人太太的同事，曾经陪着她母亲在我们门诊看过腰椎间盘突出症，老太太走路都费劲，每次坐起来都会腰痛如针刺，所以只能斜躺在床上。做了 5~6 次截根术后，老太太每天竟可以坐着打麻将 4~5 个小时，还能在公园散步一个多小时。效果出奇得好，当时我们也没有料到。

治疗寒湿导致的气滞经络的颈部疼痛，选阿是穴

我曾接诊一位中年女性，她假期出去漂流，回来以后就颈部日夜疼痛，右侧为甚，无法平卧起身，稍有活动都会剧痛难忍，需要有人帮忙扶住颈部方敢起床。发病以来，家人都不敢轻易靠近她，生怕碰了她的颈部。病人听说贴膏药有效，于是就忍着剧痛贴了两天膏药，未见效；又去做推拿，治了两天也不见好转。于是经人介绍来我门诊就诊。

查体发现，病人右侧胸锁乳突肌肌纤维肿胀，压痛明显，自诉既往有颈椎病反复发作病史，还有面瘫史。故此次落枕须及时止痛，再慢慢处理颈椎病的问题。

急则治其标，缓则治其本。这是一例典型的寒湿导致气滞经络的疼痛，我首选病人患侧颈部显著的压痛点，用稍细的三棱针进针后，指下手感尤其沉紧，数根像毛线一样的纤维状物紧紧裹着针尖。我用左手固定颈部，右手反复轻提针尖，只听"咔咔"几声，数根纤维状物都被截断了，然后让护士常规消毒后，覆盖创可贴。

治疗后，指导病人缓慢活动颈部，病人惊讶地说："只听'咔咔'几声以后，颈部疼痛大为缓解。刚来的时候，还不敢回头，现在无论是低头、抬头，还是左右回转，都不痛了。"随行家属再三赞叹："中医真是神奇！"

截根治疗颈椎病的方法，又可以治疗落枕，而且经常手到病除。如某病人，男性，年近 50 岁，因一周前熬夜加班，曾趴在桌子上睡觉，凌晨起床后自觉颈项僵痛，不能左右旋转，活动明显受阻。曾按摩数次，未见明显效果。初步诊断：落枕。我们选择患处显著的压痛点两处，用三棱针截断皮下纤维。截根治疗后，病人当即颈部活动自如，疼痛若失。

次日来诊，仅有少许颈部不适，嘱其服用葛根汤 3 剂，以巩固疗效。两天后随访，临床症状消失。

（十三）肩周炎

肩周炎，是肩关节囊和关节周围软组织的一种退行性、炎症性疾病，属中医痹证范畴，女性多见，又以 50 岁左右多发，故有"五十肩"之称。究其原因，大多由于肩部受寒或过度劳累，引起局部气血阻滞而发本病；也有因外伤使局部组织受损，气血运行障碍，诱发本病。病情反复不愈者，多因肝肾亏损、气血两虚、寒湿凝滞筋脉所致。

主穴：颈 3~7 节夹脊穴，胸 11~12 节夹脊穴，颈肩部膀胱经阿是穴，大椎，风池，膈俞，委中穴放血。

常用配穴：临床发现，肩周炎病人经常在肩外俞、大杼、百劳、天髎等处有显著的压痛点或者阳性反应点，可以酌情选用；痹证日久者，加肝俞、脾俞、肾俞；疼痛剧烈者，委中穴刺络放血，拔罐至血色发生变化或出血水，或疼痛缓解为度，这两个指征出现一个即可。

肩周炎受累组织广泛，常侵犯肩关节周围的组织。临床发现，每次以患处的阿是穴为主进行治疗，同时选择颈胸部的夹脊穴一对，效果较好。急性期先外敷镇痛灵疏通气血，软化局部组织，然后施以截根治疗，最后于刀口拔罐出血，至血色发生变化或出血水为止；缓解期可单独使用截根疗法。每周治疗1~2次，7次为一个疗程。

本病初中期疗效令人满意，若患病日久，特别是肩关节组织已经出现肌肉萎缩时，须配合内服中药治疗，方可取效。当疼痛症状消除后，肩关节的活动受阻和肌肉萎缩现象经过锻炼，方可逐渐恢复。

附方一：加味葛根汤。

功效：疏风散寒，温通经络。

主治：肩周炎、颈椎病，表现为颈肩臂僵硬疼痛等症状者。

处方：柴葛根60 g，陈麻黄（先煎，去上沫）10 g，肉桂15 g，白芍60 g，炙甘草15 g，辽细辛6 g，姜黄15 g，鸡血藤60 g，生姜15 g，红枣（去核）15 g。

临证加减：疼痛明显加制川乌10 g、制草乌10 g；肌肉萎缩者，加伸筋草15 g、透骨草15 g、青风藤10 g；局部刺痛者，加炒土鳖虫10 g；激素依赖者，加穿山龙30 g。

每日1剂，水煎，早晚分服。

附方二：镇痛灵（外用）。

功效：疏风散寒，温经镇痛。

主治：各种风寒湿痹及骨折引起的剧烈疼痛。

处方：生川乌25 g，生草乌25 g，蟾酥25 g，胡椒50 g，生南星25 g，生半夏25 g，辽细辛50 g，樟脑15 g，生马钱子25 g。

上药捣碎，置于罐中，用60度的白酒1500 ml密封浸泡90天后使用。

用法：以无菌纱布浸泡药液后，敷患处，然后再做中医定向透药疗法。避开口眼等黏膜及皮肤破损处。孕妇及体质虚弱者忌用。

治疗肩周炎，首选膈俞、阿是二穴

肩周炎的常规治疗方法是针灸肩部的穴位，如肩三针（肩髃穴及肩前、肩后二奇穴）等，配合电针、中频脉冲电治疗及推拿拔罐等方法。这样治疗虽然也有较好的效果，但取效较慢，部分病人难以坚持。

我们在临床上，经常用截根疗法治疗肩周炎，不同的病人截根的穴位不尽相同。只要找准穴位，常常一针下去，许多病人的疼痛就会立刻缓解，肩部活动受限大半可以立即解除，而且疼痛越强烈的效果越好。经常有一些病人及跟诊的学生目睹后问我为什么截根疗法会有如此好的效果。

用顾老师常说的一句话便是："凡是治不好的病，不是病情重，而是医生没本事。"我深受顾老师的影响，多年来最喜欢的座右铭之一便是《灵枢经》中的"言不可治者，未得其术也"。肩周炎的经络辨证方法，早在《灵枢经》中已经有较详细的论述。我们用的截根疗法的许多诀窍，一方面为顾老师所传授，另一方面是受益于多位良师益友和名不见经传的民间中医，但更多的还是从中医经典中的无字之处悟出来的。这些经验体会只不过是经典文献的临床验证而已。

下面谈一谈我用截根疗法治疗肩周炎的点滴体会。

我原来治疗肩周炎，最常用的穴位就是膈俞穴。用膈俞穴治疗肩周炎早有报道，我也是看了别人的报道才开始用此穴的，效果果然不错。但是仅仅用针刺，近期效果相对较好，远期效果则不理想。后我将膈俞穴和肩周显著的阿是穴做截根治疗，不仅近期效果好，远期效果也稳定。

在我刚开诊所的时候，一天下午，附近医院的院长助理因右侧肩周炎来诊，但不巧的是，当天其他同事出去开会，诊室只有我和一个见习的某医大学生，所以无法划价开药。这位院长助理便说："要不你就给我扎几针吧。"

我让她趴在诊床上，在她的膈俞穴处找到了一个显著的压痛点，同时在右肩位置也找到了一个特别显著的压痛点，我让学生使劲按了几下，然后让病人再活动一下肩膀。她试了一下说："好像好了一点。"我说："我数一二三，数到三的时候，您就大声咳嗽三声。"我用左手捏起痛点的皮肤，右手拿着三棱针，等我数到"三"的时候，就用三棱针对准痛点扎了下去。等病人咳嗽的时候，我将针尖向上划动，只听"咔咔"的几声，瞬间就将数根皮下纤维状物一齐截断。

我们依次治疗了 2 个膈俞、1 个肩部的压痛点。治疗完毕，我让病人下床活动肩膀，感觉一下疼痛情况。病人说："我们院长都说你这个大夫厉害。你真是厉害，只听到'咔咔'几声肩膀就不痛了。"

又如，病人张某，男性，年近 60 岁，右肩僵硬疼痛反复发作 10 年，加重 3 个月。病人自述右臂不能自由活动，无法做梳头等动作，内收外展等活动明显受限，夜间疼痛剧烈，严重影响睡眠，曾自服中西药，未见明显效果。查体：体格中等，右肩上举不能平肩，大椎旁及肩髃和肩内侧均有显著压痛点，大椎穴旁有数个党参花样阳性反应点，肌肉较左肩松弛，舌苔白滑，脉沉缓。

初诊，拟方加味葛根汤，5 剂。药后复诊，病人自诉疼痛缓解约一半，希望做截根治疗，不想再服中药。当时，先以镇痛灵热敷患处，大约 1 小时后，再做截根治疗。

共计截根 7 次。第一次选择膈俞、患处的阿是穴 1~2 个；之后每次选择患处附近的阳性反应点 1~2 个、颈胸部的夹脊穴 1 对。期间还做了风池、大杼等穴。

治疗 1 次后，病人当场止痛，当晚就一觉睡到天亮；7 次治疗结束，右肩活动自如，临床症状消失。

（十四）梅尼埃病

梅尼埃病属于中医眩晕范畴，中医在治疗梅尼埃病方面积累了丰富的经验。本病虚证，多为脾肾不足所致；实证，多为肝阳上亢，或风痰、湿浊、瘀血等上扰清窍所致。故治疗本病的重点是调整肝、脾、肾三脏。截根治疗眩晕，具有见效快、疗效稳定的特点，临床较易为病人所接受。

主穴、阳性反应点：颈3~7节夹脊穴，颈胸段阳性反应点，风池、肝俞。

常用配穴：风邪上扰者，遇风则加重，加百劳、大椎、风池；瘀血阻络者，常伴头痛固定不移或舌面有瘀斑、瘀点，加膈俞；脾肾不足者，倦怠乏力，少气懒言，加脾俞、肾俞；湿浊者，常头重如裹，或舌苔厚腻，加脾俞和肩胛区阳性反应点；肝阳上亢者，伴口干口苦，加肝俞、胆俞、膈俞。

附方：加味真武汤。

功效：温阳利水，醒脑开窍。

主治：发作性眩晕，或波动性听力改变，或以自觉耳鸣耳堵为主要临床表现的病症。

处方：云茯苓30g，生白术20g，白芍30g，制附片15g，肉桂15g，麸炒泽泻30g，干姜5~10g。

每日1剂，水煎，早晚分服。

临证加减：痰浊者，天旋地转，麸炒泽泻加至60g，白术加至30g；头晕，伴有口干、泛酸、小便不利者，加猪苓15g；头晕，伴口苦、咽干、心烦者，合方小柴胡汤，即本方加北柴胡25g、姜半夏15g、党参10g、炙甘草10g、黄芩10g、红枣（去核）10g；头晕头痛，常一过性剧烈发作者，合方半夏白术天麻汤，即本方加姜半夏30g、天麻25g、橘红10g、红枣（去核）10g；久病体虚，反复发作者，合方八珍汤，即本方加党参、炙甘草、当归身、酒川芎、熟地黄各15g，红枣（去核）10g；头晕，伴头痛隐隐者，加陈麻黄5~10g、辽细辛10g；中焦痰饮积蓄者，发病多与体位有关，常站起来就头晕目眩，合方苓桂术甘汤，即本方云茯苓用至 60 g，生白术、肉桂各用至 30 g，加炙甘草 20 g。

天旋地转，颈部截根立刻消除

这是两个印象较深的案例。

一个案例是一位 30 多岁的女瑜伽教练，有一年夏天得了梅尼埃病，经人介绍来我门诊治疗。

她因为是瑜伽教练，在正常情况下，体位、呼吸、冥想等都做得很好，但这次与老公吵架后，突然感到天旋地转，恶心呕吐，到医院就诊，被诊断为梅尼埃病。这样一来，别说去做教练，就是走路都摇摇晃晃的，还不时伴有恶心呕吐。所以生病以后，她大部分时间都躺在床上。期间看过几位医生，用过中药，也用过西药，前后治疗了一个来月，也没有明显缓解，病人的父亲认识我，就带她过来看病。记得那几天非常热，连续几天都是红色高温预警。

病人个子中等，身形瘦弱，是典型的南方人。让人好奇的是，在这种高温天气下，她头上竟然裹着羊毛围巾，面色淡白，略显浮肿，枯燥而无光泽。

仔细询问，病人说她很怕风，尤其是头颈部特别怕风，夏天别人都觉得热，她却觉得冷，只要一吹空调，或者吹了风扇，就立刻头晕目眩，甚至天旋地转，有时候还会伴有恶心呕吐；口干，不喜饮，小便短少，大便 2~3 日一行，舌体胖嫩，白腻苔；在炎热的夏季，还要穿长袖衣服，戴围巾，不仅不怕热，还没有汗出。

我见其剧烈眩晕，考虑先解除其不适症状，提高病人的依从性。仔细观察，我发现病人颈部有几个阳性反应点，且风池和大椎穴附近都有明显的压痛点，遂决定先在阳性反应点做截根。截根完毕，病人自觉眩晕减半。随后我又在风池穴（双侧）和颈 7 节夹脊穴（双侧）截根，结果病人当即眩晕停止。

当时开了 7 剂加味真武汤。半个月后她才来复诊，那天是周六上午，她自己来的，她说截根以后就再也没有犯病，吃了药以后逐渐不怕冷了，然后头巾也可以拿掉了。

为防止复发，继续巩固治疗。前后共治疗3次，病人痊愈。嘱其继续服用加味真武汤15剂，巩固疗效。随访半年，未复发。

还有一个案例，是某大学附属医院的一位外科医师的亲身经历。他有一次下夜班，刚回到宿舍，碰巧室友突然梅尼埃病发作，剧烈眩晕，感到天旋地转，同时一只耳朵胀痛。他查体之后发现，室友左侧颈部发际处有一个阳性反应点，真像《截根疗法——濒临失传的中医绝技》书上说的一样，而且是淡白色，针尖大小，突起，压之不褪色，非痣、色素斑和毛囊炎。当时这位外科医师就想，按照截根的取穴原则，上焦疾病取上焦夹脊穴和阳性反应点，头颈部疾病取颈部夹脊穴和阳性反应点，既然眩晕和头痛的病位大致相同，索性就仿照截根治头痛的方法试治眩晕。他随即用采血针把反应点下面的几根白色纤维状物逐条截断。让他震惊的是，就在截根当场，室友的眩晕症状逐渐解除，耳朵也不痛了。

（十五）失眠

失眠，是指不能获得正常睡眠，轻者入睡困难，或寐而不安，夜梦纷纷，或半梦半醒，醒后不能入睡，甚则彻夜难眠。病人常因睡眠不足，伴有头晕、头痛、烦躁易怒、精神困倦等症状，严重者会影响病人的生活、工作和学习。《黄帝内经》将失眠称为"不得卧"，认为是在五脏阴阳的基础上，卫气行于阳，不能入阴所致。神经衰弱，是由于长期处于紧张和压力下，出现精神易兴奋和脑力易疲乏现象，常伴有烦恼、易激惹、睡眠障碍、肌肉紧张性疼痛等。截根疗法治疗顽固性失眠效果较好，现整理如下，以飨同道。

主穴、阳性反应点：胸2~9节夹脊穴，胸段阳性反应点，心俞，肝俞。

常用配穴：中气不足者，气短懒言，胃纳欠佳，加肺俞、脾俞；脾肾不足者，倦怠乏力，尿频尿急，夜尿频多，加肾俞、命门；肝气不舒者，烦躁易怒，或长期失眠，处于焦虑状态，加双侧肝俞附近阳性反应点、膈俞；肝胆湿热者，口干口苦，或舌苔黄腻，加肝热、胆俞。

附方：黄连阿胶刺五加汤。

功效：泻火滋阴，交通心肾。

主治：阴虚火旺、心肾不交等原因引起的失眠。临床常用于治疗顽固性失眠、神经衰弱、焦虑性神经官能症、慢性溃疡性口腔炎、失音、梦遗等证属阴虚火旺或心肾不交者。该方具有很强的安神作用，大部分病人在服药后15~30分钟进入睡眠状态，醒后精力充沛，定期服用未见明显不良反应。

处方：黄连30 g，黄芩15 g，赤芍15 g，阿胶（烊化）15 g，合欢皮30 g，刺五加120~500 g，甜叶菊15 g。

每日1剂，水煎取400 ml，去掉药渣后，放入阿胶烊化。每次服用时，先将药汁加热至沸腾后，静置片刻，然后兑入生鸡蛋黄2个，趁热搅匀，每日早晚饭后各服用1次。待睡眠正常后，改为2日1剂，或每晚临睡前1小时服用1次即可。长期服用者，可以不放鸡子黄，同样有效。

临证加减：若肾阴虚者，腰酸腰痛，加枸杞子30 g、女贞子15 g，以育阴滋肾；若心胸烦热较甚者，加炒栀子10 g、淡竹叶5 g，以清心火；大便秘结者，加火麻仁15~30 g、麦冬30 g，以滋阴润燥通便；若失眠日久，气血亏虚者，加炒酸枣仁15 g、柏子仁15 g，以滋补气血；整夜不寐，或稍入眠即多梦者，加茯神30 g、石菖蒲15 g、沉香5 g，以交通心肾、宁心安神；若情绪抑郁，或处于焦虑状态者，加贯叶金丝桃30~60 g、甘松15 g、炒香附15 g、北柴胡15 g；痰湿内阻者，舌苔厚腻，加姜半夏60 g、竹茹30 g。

治疗顽固性失眠，截根心肝二俞

说到失眠，我是深有感触的。在上大学时，因为学习压力太大，所以我经常彻夜不眠。期间尝试过各种各样的治疗方法和中药方剂，有些有效，有些一点效果也没有。印象中有一段时间服用朱砂安神丸有效，但过一段时间又无效。有将近 20 年的时间，对我而言，治疗失眠最有效的就是服归脾汤和黄连阿胶汤。一次回哈尔滨参加同学聚会，正好碰到哈尔滨市中医医院的孙奇教授，他给我分享用截根疗法治疗癫痫的验案，当时索性让他给我试试用截根疗法治疗我的失眠。

我给他列了一份长长的穴位清单，大约有几十个穴位，还有个别阳性反应点，我记得有胸 2~12 节夹脊穴、阳性反应点，心俞、肝俞、脾俞、肾俞、肺俞、膈俞、胆俞，还有肿瘤三穴和痞根等，几乎所有可能对治失眠有效或对未来有健康促进的穴位都做了一遍。

说来也奇怪，那天做完截根，当天晚上也不知道是创口疼痛缘故，还是因同学聚会一直处于兴奋之中，睡得并不好。反倒是从第二天开始，几乎倒头就睡，有好长一段时间都能在 5 分钟内入睡。近些年睡眠状态时有反复，定期服用黄连阿胶刺五加汤，每 2 日一剂，大部分时间可以 10 分钟左右入睡。在门诊，我们也经常遇到伴有不同程度失眠症状的病人，尝试截根疗法和中药并用，大部分病人的治疗效果也都很好。

曾有一位大学老师，中年女性，初诊时病人自述在高中的时候，学习成绩一直不稳定，后来因为第一次高考落榜引发失眠。白天如果有剧烈运动，晚上能睡 3~4 个小时；如果没有运动或压力大的时候，经常躺到凌晨 4~5 点钟才能小睡一会儿，有时连午休也无法入睡。长时间睡眠不足 3 个小时，整个人处于崩溃的边缘。同时还伴有头晕头痛、胸胁烦闷、精神萎靡，工作和学习都受到了严重影响。在她就诊期间又因教学任务繁重，导致病情恶化，每晚睡眠时间不足 2 小时，记忆力严重减退，不思饮食。根据其精神萎靡、烦躁、严重失眠、舌质暗、苔白腻、脉沉细，诊断为顽固性失眠。

我们当时采用截根治疗，取穴心俞、肝俞、脾俞、肾俞、膈俞，每次2~3个；胸段阳性反应点，每次5~6个；胸段夹脊穴，每次2个。黄连阿胶刺五加汤，刺五加用至500 g，贯叶金丝桃60 g，每日1剂，水煎，早晚分服。治疗后，病人次日赴深圳参加会议。

半个月后复诊，病人自述截根后，会议期间每晚可以睡眠长达4小时左右，食欲增强，精神明显好转。开会回来以后才开始服用中药，服药当天，晚饭后半小时第二次服用中药，药后不到15分钟就困得睁不开眼睛了，倒头就睡，一觉睡到天亮。前后共坚持10多次截根，服用汤剂100余剂。随访半年，失眠未复发。

又例如，某病人，女性，年近60岁，初诊时自述失眠10余年。起初因家庭不和、工作不顺心引发失眠，严重的时候彻夜难眠，或仅睡1~2个小时，经服用中西药物及针灸，睡眠逐渐好转；近2年来睡眠状况又开始反复，要间断服用安定片每夜才可以入睡5~6小时，而且每晚1~2点钟都会醒来，每次都要辗转2~3小时以后才能再次入睡，伴有多梦，心烦易怒，善长叹息，口干口苦。其舌质暗红，苔薄黄腻，脉弦细数。证属肝郁失眠。考虑病人失眠日久，治疗起来极其棘手，故决定选用截根疗法，独取心俞、肝俞二穴，截根后又在二穴植入生物蛋白线，以期巩固疗效。

结果在治疗当晚，病人于凌晨2点左右起床夜尿1次，然后继睡到天亮。治疗7次以后，不需服用安定片也可以睡5~6个小时。共计截根10余次，后坚持植入生物蛋白线半年，病人睡眠状态稳定，每晚都可以睡眠6~7个小时。嘱其定期用刺五加120 g、合欢皮30 g、麦冬30 g，煮水代茶饮，平时多做户外运动，清淡饮食，严格健康危机干预管理。随访半年，睡眠质量佳，疗效稳定。

我们每年接诊失眠病人100余例，所有病人每天睡眠时间均不足3或6小时，平均病程在3个月~10年，年龄最大的60余岁，最小的仅16岁，40岁以上女性病人占绝大多数。80%的病人在治疗后1~2周显著增加睡眠时间；部分病人睡前加服中药，于药后 5~15 分钟迅速进入睡眠状态。

（十六）慢性疲劳综合证

慢性疲劳综合征，表现为以疲劳为主要症状，而且持续 3~6 个月不能缓解，伴随低热或淋巴结肿大，免疫功能下降，或者是其他系统的紊乱或损害，比如脱发、体重增加或减轻，出现厌食、腹泻，严重者出现睡眠障碍和头晕头痛，记忆力减退，常涉及两个系统以上，还有一些病人伴随着身体其他多部位的疼痛和不适。慢性疲劳综合征有一个非常重要的标志，就是要除外器质性病变。

主穴、阳性反应点：颈胸段夹脊穴和阳性反应点，肾俞。

常用配穴：中气不足者，气短懒言，胃纳欠佳，加肺俞、脾俞；脾肾不足者，倦怠乏力，形寒肢冷，加脾俞、命门；肝气不舒者，烦躁易怒，或长期失眠，处于焦虑状态，加双侧心俞、肝俞、膈俞；易感风寒者，加大椎、风池、膏肓；肝胆湿热者，口干口苦，或舌苔黄腻，加肝热、胆俞。

附方：五味益元汤。

功效：大补元气，填精补髓。

主治：脾肾阳虚所致的体虚乏力、食欲不振、腰膝酸软、夜尿频多、失眠多梦、夜寐不安等病症。

处方：酒黄精 30 g，绵萆薢 30 g，合欢皮 30 g，刺五加 120 g，甜叶菊 5 g。

每日 1 剂，水煎取 400 ml，代茶饮，每晚临睡前 1 小时服用 200 ml。

临证加减：阴血不足者，常大便秘结，或干咳无痰，加麦冬 30 g；长期伏案工作，两目干涩者，加决明子 30 g；若发病日久，气血亏虚者，酒黄精用至 60 g，加草豆蔻 5 g；记忆力减退者，加石菖蒲 10 g、制远志 10 g，以交通心肾、宁心安神；痰湿内阻者，舌苔厚腻，加木香 30 g、竹茹 30 g，一般服用 1 周，即可变厚腻苔为薄白苔；气滞血瘀者，肢体疼痛，且烦躁易怒，加鹿角 15~30 g。

治疗疲惫十几年，截根心肝二俞

我接诊过一个病人，是某电视台的著名导演，因工作压力大、需要频繁出差，生活作息极不规律，导致睡眠严重不足，经常是下班以后每天要睡十几二十几个小时，睡醒以后仍然觉得疲惫，家里人都认为她懒。

病人 40 多岁，初诊时自述每天疲乏无力，精神困倦，反复发作 10 余年，常蹲下以后再起来就感觉眼前发黑，平时还会腰酸腰痛，大量脱发，工作紧张时入睡困难，甚至彻夜不眠，待忙完工作以后，每天又能睡十几个小时，伴有多梦易醒，无论睡多久依旧觉得疲惫，月经周期可，经量极少，每次经行 2~3 天，血色暗黑。察其舌淡嫩，苔稍水滑；脉细弱，沉取无力，左尺尤甚。拟方五味益元汤加木香 15 g，每日 1 剂，水煎，早晚分服。第一次截根颈胸段阳性反应点 3~5 个，双侧心俞、肝俞穴。

复诊时，病人自述治疗后疲乏感明显好转，夜间 10 点左右睡觉可以进入深度睡眠，睡醒后一身轻松，大便 2 日一行，余无明显不适。舌淡嫩，苔白；脉平缓，沉取少力，左尺弱。继续用截根疗法治疗，同时处方五味益元汤加减。在本方基础上，加麦冬 30 g，酒黄精用至 60 g，春砂仁 5 g。7 剂，水煎，每日 1 剂，早晚分服。前后截根 7 次，服用中药 90 余剂，无明显不适症状。嘱其不必服药治疗，饮食调摄，适当运动即可。

这种常年疲惫且伴随嗜睡和无法深度睡眠的病人，很容易被误诊为抑郁症。还有一种类型就是伴有睡眠障碍，整晚无法入睡，或者睡后易醒，睡眠质量差，所以始终觉得疲惫，又常被认为是睡眠不足造成的，临床需仔细鉴别。

（十七）勃起功能障碍

勃起功能障碍，是男性最常见的性功能障碍，指阴茎持续不能达到或维持足够的勃起时间以完成性生活，病程在 3 个月以上者，常泛称为"阳痿"。除先天性生殖系统有缺陷者外，后天造成的有以下几种原因：早婚、手淫、房事过度，损伤肾精致使命门火衰，这些是主要致病因素；七情所伤，这是次要因素；再就是肝胆湿热，阻滞气机，因肝经绕阴器而行，肝伤则筋弛，筋弛则茎软不能举而发本病。

主穴、阳性反应点：腰 4~骶部夹脊穴，胸 9~11 节阳性反应点。

常用配穴：肝胆湿热者，常伴有精索静脉曲张、阴囊肿大，加大椎、肝俞、膈俞；肝郁者，情志抑郁，善长太息，加肝俞、胆俞；脾虚者，痰多，舌苔白厚腻，加脾俞；心火盛者，梦交梦遗，加心俞；瘀血阻滞者，舌下络脉怒张，加膈俞；肾阳不足者，腰膝酸软，畏寒肢冷，加肾俞、命门。

附方一：加味秃鸡散。

功效：疏通经络，抗痿起阳。

主治：肾阳不足、肝经瘀阻所致的阳痿不举、痿软无力等，症见形寒肢冷、晨起腹泻、脉象细弱者。

处方：蛇床子（包煎）10 g，盐菟丝子（包煎）10 g，制远志 10 g，防风 10 g，盐巴戟天 10 g，五味子 10 g，杜仲炭 10 g，酒苁蓉 10 g，水蛭 5 g，蜈蚣（带头足，研末冲服）1 g。

每日 1 剂，水煎，早晚分服。

临证加减：下焦湿热者，阴囊潮湿，或精索静脉曲张，加虎杖 30 g、土茯苓 60 g；面色无华、气短懒言者，加酒黄精 30 g；夜尿频多者，加露蜂房 15 g、绵萆薢 30 g。

附方二：加减龙胆泻肝汤。

功效：清肝，泻火，利湿。

主治：肝经湿热下注，症见阴囊肿大、阴痒、勃起无力、阴囊潮湿、小便淋浊，或妇女带下黄臭、瘙痒等，素有吸烟饮酒史，或症见口干口苦、面红目赤、脉弦滑有力者。

处方：龙胆15 g，黄芩15 g，栀子15 g，麸炒泽泻10 g，木通10 g，车前草30 g，当归身10 g，生地黄30 g，北柴胡10 g，生甘草15 g，甜叶菊10 g。

每日1剂，水煎，早晚分服。

临证加减：下焦湿热，阴囊潮湿或精索静脉曲张者，加生水蛭（研末冲服）5 g、蜈蚣（带头足，研末冲服）3 g；夜尿频多者，加露蜂房15 g、绵萆薢30 g；大便秘结者，去当归身，加大黄10 g；小便不利者，加瞿麦、萹蓄各15 g；阴囊潮湿、瘙痒者，加苦参10 g、蛇床子（包煎）15 g、地肤子（包煎）15 g。

截根疗法治阳痿

我曾治疗某男性病人，40多岁，已经结婚十几年了，在结婚不久就出现阳痿，甚则一两个月都没有办法同房。太太给他买了不少补肾壮阳的药物，但情况是越来越差。病人心情压抑，烦躁易怒，性格异常孤僻，托朋友带到我门诊就诊，要求中医治疗。

病人自述结婚不到3个月就开始出现阳痿，勃起无力，阴囊胀痛，夜尿频多，每晚5~6次，现在很勉强才能1~2个月过一次性生活，时间维持1~2分钟。某医院彩超提示：双侧精索静脉曲张。医院建议手术治疗，病人及其家属畏惧手术，希望中医治疗。

我们当时制订的方案是，采用内服中药、外用截根疗法。

（1）内服中药。加味秃鸡散加虎杖30 g、土茯苓120 g，水蛭、蜈蚣各3 g，装入肠溶胶囊，早晚饭前用汤剂送服。

（2）中医外治法。①截根疗法，从腰骶部夹脊穴开始，依次向上截根，每次2个穴位，同时选择腰骶部阳性反应点1~2个，再加上肝俞、胆俞、膈俞等相关穴位，每次1~2个；②采用微粒径负氧离子照射患处，每日2小时。

半个月后，病人一进门就笑容满面，说最近一周每天都有勃起，问我能否同房。我嘱其暂且清心寡欲，养精蓄锐，再等半个月就可以了。一个月后病人家属告知，病人痊愈。

阳痿一证，大家习以为常的是西医用伟哥治疗，中医用壮阳药治疗。如果以这两种方法治病，虽说有一定效果，但总体疗效并不稳定。中医治病一定要抓住主要矛盾，有的放矢，才能见效神速。此案是湿热下注，瘀血阻滞经脉，截根联合中药治疗，病因一除，故而显效。

我曾经接诊一个病人，为中年男性，结婚10年还是没有生孩子，家里人一直怪他老婆不能生育。详细了解情况以后，我们发现病人从中学开始就有手淫恶习，加上婚后房事不节，引起阳痿不举，平时头晕耳鸣，面色萎黄，情绪烦躁易怒，稍一活动就大汗淋漓。女方经检查发现一切正常，男方检查结果显示精子存活率还不到5%，前向运动精子大约1%。曾经做了3~4次人工授精，都没有成功。他在某医院看了几位医生，也吃了几年中西药物，不但无明显效果，还每况愈下。

我们选用截根疗法，从骶部夹脊穴开始，依次向上截根，每次2个穴位；加上腰骶部阳性反应点1~2个；再加上肝俞、胆俞、膈俞等，每次1~2个穴位。内服加味秃鸡散，每日1剂，早晚分服。嘱其平时多喝淡盐水，以引火归原。

结果截根治疗一次后，病人在凌晨时分就有勃起反应。第二次截根后，病人精神状态明显好转，性欲增强。第三次截根后，病人发生梦交现象，自述为患病以来第一次遗精。嘱其清心寡欲，养精蓄锐，每月在妻子排卵期进行1~2次性生活，自然容易受孕。

一个月后复查精子，30%精子活动正常。三个月后复查精子，95%精子活动正常。半年后病人告知，妻子已经怀孕了。

还有一个案例，病人为男性，是某公司总裁，通过朋友介绍找到我，希望帮忙解决一下性功能问题。病人自述，虽说现在事业小有成就，但总是高兴不起来，就是在进行房事时不是阳痿就是早泄，有时候勃起 1~2 分钟，根本没办法进行性生活，最近因为经常熬夜加班，病情越发严重，太太对他也有很大的意见，不知道中医有什么好办法。

刻诊：病人高大肥胖，体重 140 千克多，口干口苦，小便黄，大便黏腻，2~3 日一行，舌质暗红，苔黄厚腻，脉弦滑有力。既往有高血压、高脂血症、高尿酸血症、冠状动脉粥样硬化性心脏病病史。

处方：加减龙胆泻肝汤加水蛭 5 g，每日 1 剂，水煎，早晚分服；加味秃鸡散每次 5 g，每日 2 次，用汤剂送服；截根治疗，每周 1 次，暂定治疗 7 次。

半个月后，病人告知，治疗后的第二天就开始有性欲了，而且也能同房了，只是时间还有些短，不过比以前好多了。我再三叮嘱病人，暂时务必清心寡欲，不要急于求成，性生活不要太多，至少还需要调养 2~3 个月，才算初战告捷。

还有一位印象极其深刻的中年男性病人，30 岁出头，系某山区农民，结婚 3 年妻子未孕，到当地医院体检，医生发现病人妻子还是处女，此时双方家属如梦初醒，原来男方是阳痿病人。后来女方提出离婚，男方家里起初不同意，但最终还是以离婚收场。离婚后，病人四处求医问药，在广州打工几年赚的钱都花光了，病情也未见起色，后来一位远房亲戚介绍他到我门诊就诊。

病人自述，在离婚以后精神受到巨大打击，情绪抑郁，经常借酒消愁。我嘱其想治好病，就务必戒酒，时刻保重身体。在我们的鼓励下，病人前后共计做了 10 多次截根手术，内服中药 100 余剂，加减龙胆泻肝汤和加味秃鸡散二方交替服用。治疗到半个月时，病人已经有 2~3 次晨勃现象；一个半月时，出现了梦遗现象；两个月时，根据病人的自述，我认为其病情进一步好转，就嘱其恢复自信，可以交女朋友了。在治疗到三个多月时，病人处了一个女朋友，也顺利地完成了性生活。此后又巩固治疗一个多月。共计治疗4个月。随访半年，每周有1~2次性生活，每次都不少于30分钟，疾病痊愈。

二、外科疾病

（一）痤疮、湿疹、荨麻疹、神经性皮炎等

《素问·至真要大论篇》认为"诸痛痒疮，皆属于心"，《外科大成·诸痒》强调"风盛则痒"，故中医治疗皮肤病一向本着"治风先治血，血行风自灭"的理念。

截根疗法，在临床上对各种顽固性的皮肤瘙痒疾病，如痤疮、外阴瘙痒、神经性皮炎、慢性湿疹、荨麻疹、神经性皮炎等，有很好的疗效，且复发率低。

主穴、阳性反应点：胸1节至骶部阳性反应点，颈3节附近阳性反应点，身柱。

常用配穴：面部痤疮或皮疹鲜红者，加肺俞、大椎；皮疹色暗者，加肝俞、膈俞；会阴瘙痒者，加肾俞；肛门瘙痒者，加大肠俞、腰俞；肝胆湿热，口干口苦者，加肝俞、胆俞；胃火炽盛，口臭便秘者，加胃俞、三焦俞。

痤疮病人，通常的反应点是在胸7节以上的肩胛区，为数个散在的粟粒大小、淡红色、棕褐色或暗红色皮疹，或为数小片与正常皮肤相比颜色较深的区域，直径在1 cm左右，压之不褪色。

身柱为督脉之气所发之处，对疔疮、无名肿毒、皮肤瘙痒等都有特效。截根此穴可激发诸经之阳气，疏通瘀滞之气血，清泄血中之热毒。此法简便易行，病人痛苦小，是一种值得推广的好疗法。

附方：桂麻二子一母汤。

功效：调和营卫，疏风止痒。

主治：痤疮、皮肤湿疹、荨麻疹等。

处方：嫩桂枝 15 g，炒赤芍 15 g，炙甘草 10 g，蜜麻黄 10 g，炒苦杏仁 10 g，蛇床子 15 g，地肤子 15 g，苦参 15 g，白鲜皮 15 g，益母草 30 g，蜈蚣 2 条，生姜（带皮）10 g，红枣（去核）10 g。

每日 1 剂，水煎，早晚分服。

屡试不爽的痤疮三穴

曾有一位某医科大学的女学生，从高中开始就患痤疮，痤疮长满两侧面颊，肿痛瘙痒，流脓血水，月经前期发作尤甚，此起彼伏，反复不断。曾服中西药及涂用各种外用药品，均未见明显疗效。

像这种顽固的痤疮，治疗时首先要截根身柱、肺俞和膈俞，然后截根肩胛区的阳性反应点，同时建议病人治疗期间停用其他药物，禁止饮酒和食用刺激性食物，不用任何化妆品，早睡早起。

结果截根治疗 1 次后，大部分痤疮变软；截根 3 次后，痤疮基本消失，仅剩部分痘痕。

（二）带状疱疹、肋间神经痛等

带状疱疹，中医称为"缠腰火丹"，俗称"蛇盘疮"。其特点为簇集性水疱，沿肋部一侧作带状分布，伴有明显的神经痛。西医学认为，带状疱疹是由水痘－带状疱疹病毒所引起的急性皮肤病，病毒为嗜神经性，在脊髓后根的神经节中潜伏，当宿主的免疫功能低下时，如患感冒、发热、系统性红斑狼疮和恶性肿瘤时，病毒被激发，致使神经节发炎、坏死，同时被激活的病毒沿着周围神经纤维移动到皮肤而发生疱疹，患处呈烧灼样疼痛，年龄愈大神经痛愈重，早期处理不当常后遗神经痛。该病为临床常见的疑难杂症，截根疗法对本病疗效颇佳。

主穴：胸段夹脊穴及肋间阿是穴、膈俞穴。

附方：三虫散。

功效：清热解毒，息风镇静。

主治：带状疱疹及带状疱疹后遗肋间神经痛等。

处方：清水全蝎 5 g，蜈蚣（带头足）5 g，砂炒干蟾皮 5 g。

共为细末，以杠板归 30 g 煎水取 450 ml，每次用 150 ml 送服，每日 1 剂，早、中、晚分为 3 次。7 日为 1 个疗程。

民间中医根治带状疱疹、肋间神经痛的不传之秘

带状疱疹是截根的适应证之一，属于优势病种，早期采取截根治疗一般来说不留任何后遗神经痛。

我曾治疗一例病人，80 余岁。初诊，病人诉右侧腰部疼痛 20 余天，去医院检查，即被诊断为腰椎间盘突出症，遂住院治疗，但住院期间疼痛始终未见缓解，并且在右侧腰胁部逐渐出现疱疹，伴烧灼样疼痛。医生给予抗病毒药物输液治疗后烧灼样疼痛缓解。出院后疼痛反复，入夜尤甚，彻夜难眠，后经人介绍来我门诊就诊。

刻下：右侧腰胁部大量簇集性疱疹，疹色透明，烧灼样剧痛难忍，口苦，不欲饮水，平素喜热饮，纳可，小便黄，大便调，舌暗红，苔黄腻，脉结代。既往有高血压病史 20 余年、冠心病病史 10 余年，否认糖尿病病史。初步诊断：①带状疱疹；②腰椎间盘突出症。考虑到是老年病人，且素有基础病，为稳妥起见，第一次治疗必须当即见效，否则病人就会失去耐心。当时拟订的治疗方案是：急则治标，首先治疗带状疱疹，解除神经痛，下一步再治疗腰椎间盘突出症。治疗带状疱疹，采用中药、截根、火针三联疗法。

（1）内服中药。杠板归 30 g，龙胆 15 g，黄芩 15 g，瓜蒌 60 g，每日 1 剂，水煎，早、中、晚饭后服；清水全蝎 10 g，蜈蚣（带头足）10 g，砂炒干蟾皮 10 g，共研为细末，装入肠溶胶囊，每次 4~5 g，每日 3 次，早、中、晚饭前服，以身体耐受为准。

（2）中医外治法。①截根疗法，首选胸段夹脊穴的阳性反应点、双侧膈俞穴、肋间阿是穴。阿是穴的截根操作：沿着阿是穴所属肋间神经走向，向靠近脊柱端寻找另一个明显的阿是穴，然后将该阿是穴作为基准点，沿神经走向上下各做 4 个穴位，相邻穴位间距 0.5~1 cm，将皮下纤维状物逐条截断。每次做 1~2 条神经，具体视病人身体耐受程度而定。②火针点刺带状疱疹。按民间说法，患带状疱疹叫作"生蛇"，先起者为"蛇头"，后起者为"蛇尾"。具体的操作方法是，在疱疹区域用火针将疱疹逐个点刺，要先刺蛇头，再刺蛇身，最后刺蛇尾，这样方能将"蛇"制伏，使其不再复发。

病人治疗后，疼痛当场缓解十之六七。

两天后，病人复诊，自述疼痛明显减轻，缓解十之六七，晚上已经可以入睡了。遂效不更方，隔日治疗一次，不到一周时间，疱疹和疼痛基本消失，疱疹已经开始结痂。但腰胁部髋骨位置，靠近脊柱一带又出现疼痛，疼痛固定不移，同时伴右下肢放射性疼痛。考虑外院已经确诊为腰椎间盘突出症，CT 显示腰 3~5 椎间盘突出、腰椎骨质增生、椎管狭窄，故截根腰骶部阳性反应点和明显的阿是穴，每周 2 次。

四诊，疱疹疼痛已经消失，疱疹也都结痂了，腰腿痛也减轻近半，髋骨处仍有疼痛。效不更方，继续做截根治疗。

十诊，疼痛基本消失，疱疹结痂都已经脱落。前后共截根 10 次，除可见疱疹瘢痕以外，腰椎间盘突出症已无明显临床症状。几个月后其家属带朋友前来就诊，经询问疱疹及疼痛未再复发，远期疗效稳定。

临床体会，带状疱疹属于外科疾病，截根联合火针治疗本病具有效果好、见效快等特点。经多年临床观察，中医治疗带状疱疹较少遗留神经痛。而已经遗留神经痛的病人，采用截根疗法，依旧可以取得较好的疗效。此法值得推广给每一个中医人。即便是多方治疗无效的顽固性后遗神经痛病人，通过截根治疗，大部分依然有效。所以，建议带状疱疹早期病人一旦出现疱疹，就要及时选择中医治疗，以免留下后遗神经痛。

（三）乳腺炎、乳腺增生、乳腺纤维瘤

乳腺疾病多与情志内伤尤其是忧思恼怒有关，多发于 30~50 岁的女性，乳腺炎、乳腺增生、乳腺纤维瘤约占全部乳腺疾病的 75%，是临床上最常见的女性外科疾病。

主穴、阳性反应点：胸 2~7 节夹脊穴，胸 2~7 节附近阳性反应点，荣肤三穴，身柱，膈俞。

常用配穴：乳腺疾病的肿块在乳房外上、内上象限者，选择胸 2~4 节夹脊穴；乳房肿块在乳房内下、外下象限者，则选用胸 5~7 节夹脊穴。

乳腺红肿，伴发热者，加肺俞、大椎，亦可加用拔罐法；瘀血阻滞，月经伴有血块者，加肝俞、膈俞；胸部疼痛者，加灵台、至阳；肝胆郁热，口干口苦者，加肝俞、胆俞；胃火炽盛，大便干燥者，加胃俞、三焦俞；肝胃不和，腹胀纳差者，加肝俞、脾俞；肝肾不足，月经稀发者，加肝俞、肾俞。

附方：加味阳和汤。

功效：温阳通脉，散寒通滞。

主治：乳腺增生、乳腺纤维瘤及乳腺癌等。

处方：熟地黄 35 g，北黄芪 30 g，当归身 10 g，鹿角胶（烊化）15 g，炮干姜 5 g，肉桂 5 g，北柴胡 10 g，漏芦 10 g，王不留行 10 g，连翘 10 g，夏枯草 10 g，陈麻黄 5 g，炒白芥子 10 g，生甘草 5 g，瓜蒌仁 15 g。

每日 1 剂，水煎，早晚分服。

急性乳腺炎，首选肩胛区阳性反应点

谈到截根疗法的优势病种，乳腺疾病绝对是其中之一。几年前曾有一个中年女性来找我治疗乳腺炎。病人就诊时，左侧乳房肿痛，自述穿内衣碰到都会刺痛难忍，伴有发热、头痛、周身酸痛。大家都穿短袖时，

她穿着棉衣还感觉全身发冷，体温达 39℃。

我发现病人胸 7 节附近有 2 个明显的阳性反应点，紫红色如针尖大小，其中一个上面还长了一根棕色的毫毛。我建议采用截根疗法，病人说怕疼，我说打点麻药就不疼了。最后在家属的劝说下，病人半信半疑，表示可以一试。

我在病人的胸 3 节夹脊穴（双侧）和胸 7 节附近的 2 个阳性反应点上都做了标记，自忖既然病人怕疼，且疑心重重，那么治疗非要一次见效不可。打完麻药，我先从 2 个阳性反应点开始截根，结果在做完第一个反应点的时候，病人就说："现在乳房已经不疼了，刚才趴在治疗床上的时候，乳房就像针刺一样痛。"施术完毕，病人无明显不适。次日，病人告知体温已经恢复正常，乳房肿痛消失。

还有一个病人，因右侧乳房胀痛 1 年而来就诊，曾自服中药和静脉滴注甲硝唑，效果不佳。查体发现，右侧乳房外下侧红肿，肿块如鸡蛋大，同时伴有发热。外院彩超检查结果显示：双侧乳腺囊性增生伴乳腺炎。

按照选穴法，乳房外下侧肿块，须在胸 5~7 节夹脊穴行截根治疗。同时我也发现，病人胸 7 节夹脊穴有明显的压痛点，附近还有 1 个清晰的阳性反应点，上面还长了一根突兀的黑色毫毛。我在病人的胸 6~7 节夹脊穴及其附近的阳性反应点上截根，一共做了 2 次。

第一次治疗结束后，病人的体温当晚就降到正常了。第二天，病人乳房局部肿痛明显好转，肿块也开始变软。一周后复诊，病人患侧肿块消散，触诊无明显不适。

乳腺纤维瘤的特效穴——膈俞

曾有一个病人乳腺纤维瘤伴乳腺炎反复发作 5 年，自诉乳房胀痛，以左侧为甚，疼痛与月经周期无关。曾自服乳癖消片（胶囊）3 个月，疼痛缓解不明显，否认乳腺癌家族遗传史。某医院外科医生曾建议，为确保以后不再复发应当考虑左侧乳房切除术。由于病人已经进行过 2 次手术，十分畏惧，不愿意再进行手术治疗。

病人平素月经周期正常，经量偏少，夹有血块，怕冷，腰酸腰痛。查体发现，左乳有一约 1.5 cm 长的陈旧手术瘢痕，外下象限可触及条索状及颗粒样结节，以左侧乳房为甚，质地中等，活动好，压痛明显，双侧腋下未发现明显肿大淋巴结。外院彩超检查结果显示：左侧乳腺纤维瘤伴乳腺炎。

我从病人的胸 7 节夹脊穴开始治疗，依次向上，每次一对穴位，同时选择阳性反应点 1~2 个，期间还重点截根了膈俞、肝俞和身柱等穴。

结果截根治疗后，病人当场就感到乳房开始变软，用手触碰都不痛了。截根治疗 2 次后，病人自述乳房胀痛明显好转，肿块开始变软，但仍感怕冷。截根治疗 3 次后，触诊发现患侧肿块明显变小，而且触诊也没有明显不适。嘱其服用加味阳和汤一个月，以巩固疗效。

随访半年，乳腺结节已不明显，乳房胀痛未见复发。

（四）疖疮

疖疮，初起时局部出现圆形小结节，红肿、疼痛，以后结节逐渐增大，疼痛也逐渐加剧，数日后即可成脓，中央突起处有黄白色脓栓，可排出脓液。如处理得当，炎症可逐渐消退而愈。常有处理不当，造成反复发作，经久不愈者。

主穴、阳性反应点：背部阳性反应点，身柱。

在病人的腰背部、肩胛区和夹脊穴两旁多有如小米粒大小的红色或紫色反应点，可逐个予以截根治疗。

常用配穴：面部疖疮，加肺俞、大椎；肿痛，加肝俞、膈俞；胃火炽盛，便秘、口臭者，加胃俞、三焦俞；虚火上浮，多反复发作者，加命门穴；发热者，加大椎穴；红肿热痛，热毒盛者，可加用拔罐法；严重者，亦可隔日截根 1 次，一般 1 次即见效，2~3 次后疖疮便开始萎缩结痂。

附方：加减仙方活命饮。

功效：清热解毒，活血止痛。

主治：各种疖疮、痈肿等。

处方：金银花15g，北防风10g，香白芷15g，三七5g，蒸陈皮10g，生甘草10g，炒赤芍15g，川贝母10g，天花粉15g，生乳香10g，生没药10g，蜈蚣2条，全蝎5g，皂角刺15g。

每日1剂，水煎，早晚分服。

临证加减：病在头上者，加川芎10g；在胸部者，加瓜蒌仁10g；在背部者，加川羌活10g；在腰部者，加杜仲炭10g；在四肢者，加嫩桂枝10g；在足部者，加木瓜10g。

疖疮反复发作，须看命门、身柱二穴

有一个病人，男性，50多岁，背部疖疮反复发作一年多。初起背部疖疮如拇指大小，色鲜红，肿痛异常，曾在当地医院接受手术治疗，此后背部疖疮反复发作，每2~3个月必发作一次，曾经内服及外用药物治疗，皆未愈。

查体发现，病人背部胸3~4节附近有2个大如蚕豆的疮口，溃烂流脓水。同时我也发现在病人的背部有多个红色皮疹及明显的阳性反应点，尤其是命门、身柱二穴附近。

我从病人的胸7节夹脊穴开始向上截根治疗，每次配上阳性反应点1~2个，同时将所有皮疹处点刺放血。在治疗时我发现，每个阳性反应点处都能截出数十根坚韧的纤维状物，按截根疗法理论来讲，这正是"病根"所在。

结果截根当日，病人疼痛缓解，可安然入睡，次日疖疮变得鲜活。第2次截根后，疖疮开始萎缩。第3次截根后，患处已不觉疼痛，疮口脓水明显减少，逐渐结痂。一个月后，病人复诊，疖疮已痊愈。

（五）牛皮癣

牛皮癣又名银屑病，是皮肤科临床常见的慢性顽固性皮肤病，在治疗上有很大难度，也是皮肤科领域重点研究的疾病。过去中医有句老话："内不治喘，外不治癣，谁治谁打脸。"顾老师采用截根疗法加耳穴割治联合中药内服治疗牛皮癣，取得了不菲的成绩，且疗效稳定、治愈率高。

主穴、阳性反应点：胸1节至骶部夹脊穴，阳性反应点，身柱，对耳轮（割治法）。

常用配穴：患处暗红者，加膈俞；病程日久、反复发作者，加荣肤三穴；阴虚，多畏热者，加结核三穴、肺俞；肝火旺盛，多目赤肿痛、烦躁易怒者，加肝俞、胆俞；脾肾亏虚，多纳差、消瘦者，加肾俞、脾俞。

耳穴割治法，即在病人两耳的对耳轮（图25）处割治，每次取3点，常规消毒后，用手术刀片在穴位处轻轻划破皮肤2~3 mm，以见血为度。注意不要伤及软骨，以出血4~5滴为度。病情严重者，可以适当多出几滴血，然后拭去血迹，在刀口处涂以少许碘酒，防止感染，并用去核的川花椒壳覆盖，外以埋线贴固定。割治后，病人耳朵即有痛、热、胀等刺激感，此均属正常现象。

大部分病人在截根治疗1~2周后，会感到皮损处瘙痒难耐，但尽量不要抓挠。3~4周之后瘙痒即可逐渐缓解，然后皮损萎缩。多数病人在截根治疗5~10次后即可收到明显的效果。

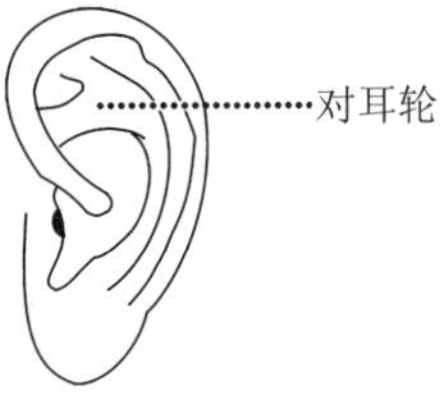

对耳轮

图25

治疗期间病人忌饮酒，忌食牛羊肉、鱼虾海味、鸡蛋、牛奶、辛辣食物，多吃蔬菜和新鲜水果。终身忌食龟、蛇、甲鱼、鲶鱼、鳝鱼等食物。

附方：五毒四物汤。

功效：活血解毒止痒。

主治：牛皮癣。

处方：当归身 15 g，酒川芎 15 g，赤芍 15 g，熟地黄 20 g，蜈蚣 3 条，僵蚕 10 g，砂炒干蟾 10 g，全蝎 5 g，蜂房 10 g。

每日 1 剂，水煎，早晚分服。

截根疗法治愈牛皮癣

曾经有一个病人，患牛皮癣二十多年，疾病已经发展到了除面部及手脚以外的皮肤几乎都长满了皮损，小如黄豆，大如鸡蛋黄，其上堆满皮屑，瘙痒难耐。病人几乎每天都在吃药，中医、西医也都看过了，而病情有增无减，由于常年看病，家里的钱都已经花光了，老婆也和他离婚、带着孩子回娘家了。病人因此深受打击，认为自己业障深重，只有多做功德才能治愈，他每天到寺院里做义工，有一次正好碰到我参加寺院的义诊活动，便前来咨询有没有根治牛皮癣的方法。经了解后，我建议他尝试截根疗法，告诉他这种疗法对免疫系统疾病有一定效果，并且我曾用截根疗法配合中药治愈过牛皮癣。

我看病人实在可怜，又是义诊结识的，遂决定为其免费治疗。我从病人的胸 1 节夹脊穴开始依次往下截根，每周做一次，每次选择一对穴位，同时配上 1~2 个阳性反应点，再加上耳穴割治，期间也选用了身柱、荣肤三穴、肺俞、膈俞、脾俞和肾俞等穴位。

结果截根治疗 2 次后，病人部分皮损处异常瘙痒，我告诉病人，此为正常的瞑眩反应，反应越强烈，以后的效果就越好。截根治疗 3 次后，皮损变干，部分皮屑开始脱落。截根治疗六七次后，病人全身大部分皮损处皮肤变得光滑，仅留下褐色的色素沉着。截根治疗十多次后，病人全身皮肤光洁如常人，仅剩下背部指甲大小的几块皮损，上附星星点点的皮屑。截根治疗二十多次后，病人基本痊愈。

（六）痔疮

《内经》说："风客淫气，精乃亡，邪伤肝也。因而饱食，筋脉横解，肠澼为痔。"本病多因饮食不节，过食辛辣之物，致胃肠湿热内阻；或醉饱入房，筋脉横解，精气脱泄；或因久坐、怀孕，或因慢性腹泻、长期便秘等，致湿热内生，气血运行不畅，经络阻滞，热毒乘虚下注，瘀血和浊气凝结于肛门而成。俗话说，十人九痔，两口之家必有一腰痛，这足以说明痔疮和腰痛的发病率之高。

主穴、阳性反应点：腰骶部阳性反应点，肠风、大肠俞、小肠俞、次髎等穴。

常用配穴：便血者，加腰俞、膈俞；病程日久者，加脾俞、肾俞；湿热下注，大便黏腻者，加肝俞、胆俞、脊中；脾肾亏虚，晨起腹泻者，加肾俞、脾俞。

痔疮病人，其腰背部皮肤上大都会有阳性反应点，即"痔点"。痔点多在第 7 颈椎至第 5 腰椎两侧至腋后线的平面范围，但多见于中下部，重点在肾俞至大肠俞之间。其特征是：形似丘疹，稍突起，如小米粒大，略带光泽，颜色多为暗红、棕褐色，压之不褪色，有的痔点上面还长有一根突兀的毫毛。若痔点显露不清晰，可以用两手在病人背部摩擦，摩擦后痔点则显现。如果在背部依旧找不到丘疹样的痔点，就选压痛最明显的一点，那也是痔点。痔点越靠近脊柱，越靠下，截根后的效果越好。痔点颜色越深，说明痔疮程度越重，病程越久。

附方：加减益后汤。

功效：清热止血，解毒止痛。

主治：湿热下注导致的痔疮出血及疼痛。

处方：云茯苓 35 g，生白芍 35 g，地榆炭 15 g，怀山药 35 g，生薏苡仁 35 g，皂角刺 15 g，刺猬皮 15 g。

每日 1 剂，水煎，早晚分服。

3000 元求来的痔疮绝招

大约 2000 年的时候，我去青城山旅游，遇见一位仙风道骨的道长，他是一位通过截根疗法治疗痔疮的高手，我曾亲眼看到他施展"绝技"。他的治疗方法其实也很简单，就是捏起病人上嘴唇，用三棱针刺破龈交穴上的结节，少则 1~2 次，多则 3~5 次不等，大部分痔疮病人经他治疗后病情都有很大的改善。当地的一位居士告诉我，有的人通过截根疗法治愈痔疮以后，连腰椎间盘突出症也跟着好了。这位道长在当地享有很大的名气，每日门前车水马龙，找他看病的人络绎不绝。对于家庭困难的病人，他分文不取；经济条件好的病人，他就要求对方拿出 3000 元修建寺庙。

我当时向这位道长请教，还是费了很大力气的。我先给他挂单的寺庙捐了 3000 元香火钱，又同他交换了一些治疗肝癌的经验，这样他才肯将这个方法告诉我。其实他治疗痔疮的方法一点也不神秘。正常人龈交穴这个位置是没有结节的，而腰椎损伤或者患有痔疮的人，其龈交穴一带就会出现颗粒状小结节，刺破这些结节，挤出里面的黏液，就可以调整腰骶部的经络运行，很多病人的腰痛和痔疮也就跟着痊愈了。

龈交穴在上唇内与牙龈的系带上，如果这个位置上有像小米粒般大小的白点，则预示该病人可能存在腰痛或是痔疮。为什么说痔疮和腰痛通过观察上唇系带就可以准确判断呢？起初我一直认为，大多民间疗法仅仅是术的范畴，属于个人经验，并没有太多的理论依据，但在某一次读《内经》的时候我恍然大悟：痔疮生于肛门处，与任督二脉关系密切，督脉又起于长强穴（肛门处），终于上唇系带龈交穴，所以肛门疾病自然可以反映到上唇系带。龈交穴处或上唇系带附近片状突起的白色小点或不规则的小结节，民间称之为"痔疮结节"。对于有此结节的病人，可用三棱针直接截根，部分病人的痔疮可当即缓解。

曾有一个老年病人，男性，平时整天打麻将，患有严重的痔疮，手术了2次，后又复发，大便夹杂着鲜血及血块，疼痛不已，每逢饮酒及食用辛辣食物后即发作剧烈。

我发现病人的上唇系带和龈交穴一带有几颗小米粒大小的结节，于是用三棱针将这些结节逐个刺破，并挤出里面的黏液，病人当场就感到肛门松快。同时，我也发现在他的腰骶部有几个明显的阳性反应点，我每次截根2~3个点，分3次截根完。

第一次治疗后，病人当天上厕所，疼痛及便血明显缓解。第二次治疗后，痔核明显缩小。三次治疗后，已无明显不适症状。随访半年，未见复发。

我在临床发现，应用截根疗法治疗痔疮有时效果好，有时效果并不好。我后来逐渐发现截根疗法对单纯性内痔效果最好，而对于外痔和混合痔，则要结合中药内服，或按疗程截根7次效果才更佳，同时病人也须忌食辛辣刺激性食物，多吃蔬菜和水果，保持大便通畅。

后来，我又把这种方法重点放在了治疗腰痛上，对于许多患有经年不愈的慢性腰痛，例如腰椎间盘突出症、腰肌劳损等的病人，我都是先观察其龈交穴，如发现有小结节，就先用针刺破。对于有腰部外伤史的部分病人，此法效果非常明显。

附：瘢痕组织异常增生的男孩

这是一位20多岁的男孩，胸骨部位皮肤瘢痕样隆起，在四五年的时间里，看过多家医院，始终没有找到控制瘢痕生长的方法。查体发现肿物颜色紫暗，肿物长宽高约5 cm×2.5 cm×2 cm，初起时瘙痒，经某医院治疗后，瘙痒可缓解，但始终不能控制瘢痕生长。触诊有压痛，余无明显异常，二便调。舌质暗，苔薄稍白腻，脉沉弦细。

我制订了以下联合治疗方案。

（1）内服中药。阳和汤去甘草加忍冬藤，每日1剂，水煎，早晚分服。

（2）中药外敷。处方：炒僵蚕100 g，研为极细末，用鸡蛋清调匀后外敷患处，每日1次，外敷8个小时（详见《让癌症病人远离疼痛——一位传统中医的抗癌真经》，李保平著，北京科学技术出版社出版）。

（3）截根疗法。取膈俞、身柱、肺俞等穴，以及肩胛区红疹，每周截根治疗1次，1个月为1个疗程。

治疗半个月后，患处皮肤瘢痕表层逐渐腐烂，流出脓水，然后开始结痂，待结痂脱落后，瘢痕样隆起高度下降约1/2。后病人到外地定居，中断治疗。

三、肿瘤疾病

（一）甲状腺结节、甲状腺肿瘤

甲状腺结节、甲状腺肿瘤，大致可归属于中医瘿病范畴。此病多因忧思过度、肝失条达、痰湿凝结颈部而成，也与家族遗传、生活环境及饮食有关，同时也受生理发育、月经、妊娠、免疫和感染等因素的影响。

《医宗金鉴》说："五瘿属阳六瘤阴，瘿别血气肉石筋。"即根据形状和性质的不同，瘿病分为血瘿、气瘿、肉瘿、石瘿、筋瘿5种。

血瘿属心，肿块上有赤脉交络的炎性特征，局部多有疼痛和压痛，相当于急性甲状腺炎。

气瘿属肺，常发于青春期、妊娠期，最易出现甲亢特征。

肉瘿属脾，呈单个或多发结节样存在，部分可发展成筋瘿。

筋瘿属肝，肿块及其周围的青筋暴露，听诊可闻及血管杂音，肿块大小、质地不一。气瘿、肉瘿、血瘿均可伴有筋瘿体征，或发展成筋瘿。

石瘿属肾，其肿块坚硬如石，推之不移，边缘不清，凹凸不平，或呈结节状。早中期常伴有其他瘿病的临床症状，晚期会出现身体瘦削、肌肤失荣、心悸、喘咳、全身骨痛。石瘿大致相当于西医学的甲状腺恶性肿瘤。

主穴、阳性反应点：颈 3~7 节夹脊穴，颈部阳性反应点，膈俞。

常用配穴：五瘿各有脏腑所属，故可随证加减选用背俞穴。如气瘿，加肺俞、肺热；血瘿，加膈俞；肉瘿，加脾俞；筋瘿，加肝俞、胆俞；石瘿，加肾俞、肿瘤三穴。气郁、眼突明显者，加肝俞；心悸、失眠者，加心俞；阴虚内热者，加结核三穴；痰多湿重者，加脾俞；肿块难消者，加百劳、荣肤三穴。

附方：加味五瘿丸。

功效：理气活血，化痰软坚。

主治：瘿瘤初起，或肿或硬，血瘿、气瘿、肉瘿、石瘿、筋瘿等未破者。

处方：北柴胡、郁金、浙贝母、玄参、生牡蛎、海藻、昆布、黄药子、连翘、炮山甲（代）、炒僵蚕、玄明粉、制马钱子各 30 g。

共为细末，炼蜜为丸，每服 3 g，每日 3 次，饭后服。

老中医治疗甲状腺结节的绝招

截根疗法治疗甲状腺结节，有比较好的效果。我在 20 世纪 90 年代的时候就曾接触过一个老中医，他专门用截根疗法治疗甲状腺结节和甲状腺癌，在当地很有威望，每天看几十个病人，而且大部分效果都很好。其实他的方法也很简单，就是在病人的颈部夹脊穴上截根，每次一对穴位，这个方法竟与顾老师治疗淋巴结肿大（包括淋巴瘤）的方法如出一辙。我在临床上治疗甲状腺结节，一般在采用颈部夹脊穴的同时还要辨证选用背部腧穴，这样相较于单独使用夹脊穴疗效更好，远期效果也更加稳定。

几年前，曾有一个老年男性病人，在体检时发现右侧甲状腺多发结节，最大者约 1.5 cm×2.0 cm，为乳头状腺瘤，触诊结节边缘清、质韧、活动佳、略有压痛，吞咽时咽喉部略感不适。

我从病人的颈 7 节夹脊穴开始，依次向上截根，大约每厘米截根一次，每次选择 2 个穴位左右，一直截到了颈 3 节夹脊穴位置，期间还选用了膈俞、荣肤三穴、肺俞、颈百劳和肝俞等，每次 1 个穴位。

结果截根治疗 1 次后，病人说颈部紧迫感明显缓解。截根治疗 2 次后，触诊发现肿块变软。截根治疗 3 次，病人自觉不适症状已经缓解了一大半。共计截根治疗 7 次，服五瘿丸 3 料，诸症已去八九，彩超复查结果示：仅剩 2 枚结节，最大者 0.3 cm×0.6 cm。嘱其坚持服用五瘿丸，巩固疗效，以期消退肿块。

期间家人劝其通过手术切除结节，但病人不愿放弃中医治疗。截根后，病人又坚持服用中药达 1 年之久，最后肿块逐渐消失，B 超检查示未见明显异常。

（二）肺部结节、肺癌

肺癌在传统医学中归属于肺积、肺癌等范畴，是由于阴阳失衡，正气虚损，六淫侵肺，导致肺气失和，气机不利，津液失布，血运受阻，长期积累所致。对肺癌病人采取截根疗法联合中药治疗可调节其免疫功能，抑制肿瘤细胞增殖，且可控制病灶周围的炎症，对肿瘤生长有抑制作用。

主穴、阳性反应点：胸 1~8 节夹脊穴，胸 3 节附近阳性反应点，结核三穴，厥阴俞，痞根，肿瘤三穴。

常用配穴：表证发热者，加风门、风池、大椎；胸闷者，加定喘、肺俞；胸痛者，加膈俞、心募（经外奇穴）、至阳；肺脾气虚，乏力纳差者，加肺俞、脾俞、膏肓；肾不纳气，动则喘甚者，加肾俞、纳气三穴。

附方：肺癌消瘤汤。

功效：温阳祛痰，化饮散结。

主治：早中期肺癌，见胸闷、胸痛、咳嗽、咳痰、咯血等症者。

处方：石见穿 15 g，泽漆 30 g，法半夏 15 g，蜜紫菀 15 g，蜜白前 15 g，嫩桂枝 10 g，黄芩 5 g，生晒参 10 g，壁虎 10 g，酒丹参 15 g，川贝母 10 g，全瓜蒌 30 g，鱼腥草 30 g，重楼 15 g，炒鸡内金 15 g，砂仁 10 g。

每日 1 剂，水煎服。

临证加减：咯血者，加仙鹤草 30 g、白茅根 60 g、三七 5 g、阿胶 10 g；高热者，加地骨皮 60 g、鸭跖草 60 g、生石膏 60 g。

中医治疗晚期肺癌的目的是带瘤生存

中医治疗恶性肿瘤，早期目的是消除肿瘤，中期是控制病情发展，晚期则是延长生存期、提高生活质量。

前些年一个广东清远的病人，男，60 岁，被中山大学附属肿瘤医院诊断为右肺中央型小细胞癌，左侧肺门、纵隔、两侧锁骨上淋巴结转移，左侧胸腔积液，ⅢB 期。症见：剧烈咳嗽，咳痰量少、色白、黏稠，伴有血丝，胸闷胸痛，气短，呼吸不畅，食欲不振，疲乏无力，睡眠欠佳，尿量正常，大便稍干，舌质红，苔白厚腻，脉沉弦有力。既往有高血压病史。查体发现：左侧胸部稍隆起变形，双侧锁骨上窝及颈部淋巴结肿大。

医院的专家告诉家属，病人患的是晚期肺癌，只有两三个月的生存期了，建议保守治疗，这样或许可以少遭点罪。家属听到这样说，决定带病人去看中医，权且将死马当活马医。

我安慰病人："你的病还可以治疗，心态好的话你还能活好多年。要用中医截根疗法。汉代华佗就用这个方法治病。"病人也说："不怕疼，能活命就行。""不疼，这是中医的微创疗法。"我补充道。病人将信将疑，也不想让孩子过分担心，就说："一切都听医生安排了。"

我从病人的胸1节夹脊穴开始截根，每周一次，每次选择一对夹脊穴，再选择胸背段阳性反应点1~2个。期间，还选用了膈俞、至阳、定喘、肺俞、结核三穴、厥阴俞、痞根、肝俞、脾俞、肾俞、纳气三穴等，每次1~2个穴位。

结果第1次截根治疗后，病人就说胸闷胸痛当场缓解了。第2次截根治疗后，病人咳嗽、咳痰和咳血等症状也都有所缓解，自觉偶尔胸部闷痛，仍乏力。第3次截根治疗后，病人食欲明显好转，每顿可以吃两碗米饭。亲戚们去看他时都很惊讶，说他以前脸色蜡黄，现在已是满面红光了。

我嘱咐病人，要适当运动，多休息，保持心情开朗，定期复查。该病人共计截根治疗7次，服用中药200余剂，随访2年，无明显不适。

我在临床采用截根疗法联合中药所治疗的肿瘤病人，多为肿瘤术后复发或者已经转移扩散的病人。以截根疗法联合中药治疗恶性肿瘤，虽不能尽愈诸疾，但可以让大部分病人增进食欲，缓解疼痛，甚至延长生存期。部分病人甚至可以带瘤生存十数年之久。

肺癌胸骨后疼痛、恶心等症的治疗

这是一位年近古稀的老年肺癌病人，曾是广东某三甲医院的放射科主任。

首诊是在一周前，病人已经连续数日进食困难，恶心，呕吐，每次进食后都会呕出大量黏液，身体明显消瘦，胸骨后疼痛，乏力，困倦。当时我们拟定的治疗方案是：内服汤剂，以半夏泻心汤加减；外用截根疗法，首次截根双侧膈俞、脾俞、胃俞，然后取委中穴腘静脉处放血。结果第一次治疗后，患者疼痛、恶心、呕吐等减轻约三分之一。

复诊时，按照既定的计划继续做截根治疗。具体的操作方法是：病人脱掉上衣，俯卧在治疗床上，然后在其双侧膈俞穴附近寻找阳性反应点、明显压痛点或结节条索状物，同时取胸段夹脊穴做截根治疗，并在委中穴腘静脉处刺络拔罐。拔第一罐时，血色紫黑；拔第二罐时，病人出血量较多，且血色逐渐鲜红。遂进行皮肤消毒，结束治疗。

做完治疗后，病人自述胸骨后疼痛和恶心等不适症状约缓解一半。治疗后正是午餐时间，病人吃下了一碗面条。嘱咐病人当日伤口不能沾水，注意清淡饮食。

（三）食管癌、胃癌等

食管癌和胃癌，根据其临床表现，可归属于中医学胃脘痛、噎膈、反胃、痞证、积聚和癥瘕等范畴。有关其症状的描述最早见于《素问·阴阳别论篇》，即"三阳结谓之隔"。《金匮要略》最早记载"胃反"之病名。此病多以正气亏虚为根本，痰、瘀、毒邪相互搏结为基本病机，其中脾虚是病机的主线，脾胃之气的强弱是其病机转化的关键。

主穴、阳性反应点：胸1~8节夹脊穴，胸背段阳性反应点，灵台，至阳，痞根，肿瘤三穴。

常用配穴：噎膈、反胃者，加膈关、肝俞；呃逆者，加膈关、三焦俞；瘀血，多舌质紫暗者，加肝俞、膈俞；气虚，多乏力、血压低者，加脾俞、胃俞；肝气不舒，善长太息者，加肝俞、胆俞；大便不调者，加大肠俞、小肠俞。

附方：天龙十八味。

功效：温阳祛痰，化瘀散结。

主治：早中期食管癌、胃癌。

处方：石见穿30g，法半夏15g，川黄连5g，炒黄芩10g，淡干姜10g，炙甘草10g，生晒参10g，壁虎15g，三七5g，全瓜蒌30g，焦三仙各15g，炒谷芽15g，炒稻芽15g，炒鸡内金30g，砂仁10g，菝葜30g，蜈蚣（带头足）2条。

每日1剂，水煎服。

噎膈臌胀阎王客，通关达窍治胃癌

2016年，曾有一个老年病人，女性，因胃痛到南方医科大学第一临床医学院就诊，胃镜检查提示贲门癌伴上消化道出血，磁共振显示肝脏、胰腺多发可疑转移灶。病理示：①低分化腺癌，侵犯胃壁层，可见血管侵犯；②异常淋巴结4枚，其中1枚见癌转移，另3枚淋巴结周围脂肪组织中见少量散在癌细胞。医院通知家属，病人疾病已属末期，没有治疗的必要了，或可行化疗方案。病人及家属畏惧化疗的副作用，故未进一步化疗，遂由朋友推荐寻求中医治疗。症见：精神疲倦，消瘦，胃脘部刺痛，饮食噎、呛，恶心欲呕，食欲较差，夜不能寐，小便可，夜尿频多，大便间断性呈柏油样便数日，舌淡、有瘀斑，苔白腻，舌下络脉瘀滞，脉沉细。

俗话说："噎膈臌胀都是阎王的客。"食管狭窄、贲门癌和腹水，历来都是棘手的病，务必通关达窍才有一线生机。按照顾氏医学传统，凡是噎膈、臌胀，首先要调理气机，截根膈关、膈俞二穴，只有吃得下东西，病人才有救。同时，我也发现在病人的胸7节夹脊穴外侧靠近膈俞和膈关一带有明显的压痛点，其中在膈关穴处还有一个明显的阳性反应点，上面还长了一根突兀的黑色毫毛。所以我第一次截根了病人的胸8节夹脊穴（双侧）、膈俞和膈关，这样操作的理由是主穴同时是压痛点和阳性反应点，往往疗效也好。第二次截根胸7节夹脊穴（双侧），第三次截根胸6节夹脊穴（双侧）。依此类推，每次一对穴位。期间还选用了肿瘤三穴、胃俞、脾俞、痞根等穴，每次1个。

第一次截根治疗以后，病人胃脘疼痛当即缓解。第二次截根治疗后，病人噎、呛和恶心等症状明显减轻，唯自觉稍有乏力。第三次截根治疗后，病人食欲开始好转，乏力也逐渐改善。嘱其适当运动，多休息，放松心情，定期治疗和复查。

该病人共计截根治疗了7次，内服中药天龙十八味400余剂，又存活 3 年多，后因心力衰竭去世。

还有一个病人，男，50 多岁，平时每天都要喝一升白酒，后来发现喝白酒的时候口中无味，有时候还会呕出透明黏液并伴有食物残渣，饮食稍不注意就会噎、呛，咽部亦有异物感，吃米饭的时候还会胃胀胃痛。后经钡剂造影检查发现食管下段癌肿，胃镜检查取样报告确诊为食管贲门癌。病人因手术费、住院费昂贵，无力支付，被迫出院。病人家属虔诚奉佛，寺院法师嘱其务必带病人寻求中医治疗，故推荐至我门诊接受治疗。

当时病人极度消瘦，胃脘部疼痛难忍，恶心呕吐，打嗝，呕吐透明黏液，甚则食入即吐，气短乏力，小便短少，大便干结，舌红少苔，舌质紫暗，苔黄腻，脉弦细。证属胃阴不足，痰瘀互结。拟滋阴解毒，降逆开关。方药选取天龙十八味合沙参麦冬汤加减，7 剂。

二诊，病人病情毫无变化，再处以 7 剂，嘱其调整心态，大病当缓图，把一剂汤药在一天中分多次含服。

三诊，病人恶心呕吐明显缓解，主要问题依旧是饮食噎、呛，胃脘部剧烈疼痛，病人也哭诉，希望医生救其一命。

我自忖此或是胃脘部痰瘀甚重，药物之力尚难奏效，也许只有截根治疗才能通关达窍，遂大胆尝试。我从病人胸 9 节夹脊穴开始，依次向上截根，每次一对穴位，一直截到胸 2 节夹脊穴位置。期间还加了膈俞、膈关、灵台、至阳等穴，每次 1 个。

结果病人在第一次截根治疗当场就觉胃痛缓解了，当天回家喝了两碗小米粥，还吃了两个红薯，也没有出现噎、呛现象。次日病人喜出望外，一大早便到门诊找我，希望继续截根治疗，还说当天早餐吃了一份肠粉，也没有发生噎、呛现象。

我看病人家境实在困难，嘱其只要坚持治疗，则诊金、药费及治疗费用一概减免。此后该病人噎、呛及呕吐现象大为改观，且大便通畅，

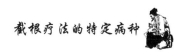

胃痛消失。

治疗 3 个月后，钡剂造影检查示，食管下段病灶明显缩小，效不更方。病人坚持每 15 天埋线一次，内服天龙十八味 200 余剂，每隔 3 个月复查钡剂造影。随访 2 年，病情稳定。

（四）肝癌、胰腺癌

肝癌即肝脏恶性肿瘤，可分为原发性和继发性两大类。原发性肝癌起源于肝脏的上皮或间叶组织，继发性肝癌（或称转移性肝癌）系指全身多个器官的恶性肿瘤侵犯至肝脏。在我国，肝癌的高危人群主要包括被乙型肝炎病毒或丙型肝炎病毒感染、长期酗酒、患有非酒精性脂肪性肝病、食用被黄曲霉毒素污染的食物、患有肝硬化，以及有肝癌家族史的人群，年龄 40 岁以上的男性风险更大。肝癌常见的并发症有上消化道出血、肝癌破裂出血、肝肾衰竭等。

胰腺癌是常见的消化道恶性肿瘤，起病隐匿，恶性程度高，诊治困难，预后极差。

已有多项研究表明，中医药能够改善肝癌、胰腺癌的临床症状，提高机体抗病能力，减轻放化疗不良反应，提高病人的生活质量。

主穴、阳性反应点：胸 7~腰 4 节夹脊穴，胸 7 节附近阳性反应点，肝热，膈俞，脾俞，痞根，肿瘤三穴。

常用配穴：发热者，加大椎；夜寐不安者，加心俞、肾俞；噎膈、反胃者，加膈关、肝俞；癃闭者，加三焦俞、两侧肾区压痛点；气虚、多乏力者，加肺俞、膏肓；肝气不舒，善长太息者，加肝俞、胆俞。

附方一：柴七汤。

功效：化痰祛瘀，散结消癥。

主治：早中期肝癌、胰腺癌，症见胁肋部疼痛、有癥块等。

处方：北柴胡 15 g，法半夏 10 g，黄芩 10 g，淡干姜 10 g，炙甘草10 g，生晒参10 g，壁虎15 g，三七5 g，焦三仙各15 g，炒鸡内金30 g，春砂仁10 g，菝葜30 g，水红花子30 g，郁金15 g，醋鳖甲（先煎）20 g，鼠妇10 g，生牡蛎（先煎）30 g，生姜（带皮）10 g，红枣（去核）10 g。

每日1剂，水煎服。

临证加减：肿块较大者，加山慈菇20 g、三棱10 g、莪术10 g；腹胀者，加酒大黄10 g、猪苓15 g、蛴螬10 g、大腹皮30 g、汉防己15 g；发热者，加白薇20 g、地骨皮30 g；疼痛剧烈者，加大黄5 g、附子9 g、细辛5 g；黄疸者，加田基黄30 g、茵陈60 g、虎杖20 g、栀子10 g；畏寒肢冷者，加制附子15 g、淡干姜5 g、细辛5 g；便溏者，加炒薏苡仁30 g、炒芡实20 g、炒扁豆15 g、怀山药30 g；尿频不畅者，加益智仁30 g、桑螵蛸20 g、蜈蚣2条、琥珀10 g；口舌干燥者，加天花粉15 g、石斛15 g、芦根30 g；伴肝硬化者，加鳖甲煎丸10 g，以汤药冲服。

附方二：岐黄散。

功效：活血止痛，软坚消癥。

主治：痈疽疔毒、瘰疬、恶性肿瘤。临床用于各种早中期癌症的治疗及辅助治疗，可改善晚期癌症病人的临床症状，延长生存期，提高生活质量。

处方：三七70 g，生水蛭30 g，羊踯躅30 g，炒露蜂房30 g，砂炒干蟾30 g，炒僵蚕30 g，制马钱子30 g，玄明粉30 g，天然沉香30 g，炮山甲（代）30 g，壁虎210 g，红枣（去核）300 g。

散剂，每次3 g，每日3次，饭后以汤剂冲服。

青城山道人治疗癌症的"不传之秘"

我与道家还是颇有缘的，龈交穴的截根术和岐黄散都是道家所传。传我岐黄散的道长，常年在青城山后山的山洞里修行，鹤发童颜。当地居士告诉我道长已经100多岁了，具体多大年纪，没有人知道。道长跟我讲，他的师爷精通医术，专治无名肿毒。他师父在 30 岁的时候患病，常年咯血，胸闷胸痛，在脖子上还长了一个拳头大小坚硬如石的肿瘤，师父无钱看病，只好靠师爷所传的方子维持治疗。说起来也奇怪，师父吃了一年多的药后脖子上的肿瘤就消掉了，虽然偶尔还会咳嗽、咯血，但靠着祖传的药方又活了 30 多年，直到 20 世纪 60 年代才去世。后来道长经常用此方治疗癌症，有些病人服药几年后，癌肿竟然消失了，可见此方功效不凡。

那么岐黄散究竟可不可以治疗癌症呢？我以这些年的经历告诉大家，这是非常有可能的。当然，这里的治疗并不等同于治愈，一定不要混淆这两个概念。对癌症病人来说，一种有效的治疗方案，能够把病情控制一段时间，就已经非常不错了。

我得到了岐黄散的配方，真是如获至宝，我按方配药，治疗了几百例癌症病人，大部分病人治疗效果都很好。对于早中期的癌症，本方可以很好地控制病情发展，其中一部分病人的肿瘤还会逐渐缩小；即便是晚期癌症，本方也能明显减轻病人的痛苦，延长其生存时间。

起初我用岐黄散治疗了一个晚期胃癌的阿婆，治疗期间还把她的多发转移瘤消掉了一个，病人带瘤生存了两年多。之后我治疗了一个广东潮州的肺癌病人，使其肿瘤明显缩小。从那之后我又治疗了一个晚期肝癌的病人，并大胆加大岐黄散的用量，同时配合截根治疗，结果病人症状缓解的速度令人惊喜。经历过此事之后我开始后悔在此之前使用岐黄散的量过于保守了。

在 2015 年的时候，我接诊了一个病人，男，50 多岁。病人于一年前无明显诱因出现腹胀，于当地医院进行检查，结果肝胆胰脾彩超示肝脏实性占位，全腹 CT 示肝癌侵犯肠系膜及腹膜后多发淋巴结转移、胰腺转移。因不能手术，故病人寻求中医治疗。症见：精神萎靡，腹胀腹痛，口干口苦，纳差，大便秘结，舌红，苔黄厚腻，脉弦数有力。

初予大柴胡汤加减 7 剂，但病人服药后腹痛有增无减，又说医院认为他已经没有治疗价值了，最多只有两个月的生存期，他只希望我能给他做截根治疗，还说他有亲戚也患了癌症，就是在我这里通过截根疗法治好了的。病人再三要求，我也只能勉强答应，先尽人事，后听天命。毕竟病人病情严重，故为其做截根治疗时我实在是有些忐忑。

我尝试性地在病人的肝俞、膈俞、脾俞做截根治疗，没想到截根以后，病人腹胀腹痛当即缓解。三诊，病人喜形于色，非常激动，自述截根后腹痛已去大半，主动要求吃中药，还说现在食欲也比之前好多了。诊其脉象，仍弦数有力，所以第二次截根选择大椎、肝热，以及胸背段阳性反应点 1~2 个。四诊，病人精神面貌焕然一新。我如法炮制，从病人的胸 7 节夹脊穴开始依次向下截根，每次一对穴位，同时再选择胸背段阳性反应点 1~2 个，一直到腰骶部夹脊穴为止。

此后病人坚持复诊三年多，岐黄散也吃了十几料，临床症状基本稳定，无明显不适。事后回顾，这个病人的肿瘤虽然没有治愈，但病灶也没有增大或者明显缩小，实现了带瘤生存。

还有一个肝癌病人，男，50 多岁，既往有慢性乙型肝炎病史 20 多年，曾用中西药治疗多年，症状时好时坏，后因右胁部疼痛到医院做彩超，发现肝右叶占位性病变。CT 扫描结果显示：肝右叶可见密度增高区，肝体增大。甲胎蛋白＞ 1000 μg/L。确诊：原发性肝癌。医院建议行肝脏介入化疗，病人因亲戚曾患肝癌，化疗 3 个月即病逝，所以非常恐惧化疗，当即昏迷不醒，经多方抢救后转危为安，经家人竭力劝说以后，病人才勉强同意尝试放疗，但坚决不做化疗。放疗不到 2 周，病人又因体质虚弱难以承受放疗副作用而被迫放弃。从此辗转求医问药，后经亲戚介绍到我门诊处就诊。

当时病人形体羸瘦，面色晦暗，唉声叹气，右胁部刺痛，腹胀难忍，大便数日一行。我从病人的胸 7 节夹脊穴开始向下截根，每次一对穴位，一直截到腰骶部夹脊穴为止。期间还选用了膈俞、肝俞、肝热、痞根、肿瘤三穴、厥阴俞、三焦俞、胃俞、脾俞、肾俞、命门等穴，每次1~2个。

结果第一次截根治疗当场病人就说，针一刺下去，胁痛就缓解了。投大黄附子汤加豆蔻、干姜，7剂，每日1剂，嘱其煮水代茶饮。另予岐黄散每日9g，分3次吞服。病人复诊时说，服药后排出较多羊粪状大便，肝区已无明显不适，腹部胀痛也随之减轻。第二次截根治疗后，病人进食情况明显好转，嘱其多食小米粥，少食肉类等难消化的食物。第三次截根治疗后，病人可到院子散步、打牌。效不更方，治宗原意，采用双侧足三里及肿瘤三穴埋线，左右交替进行，同时予柴七汤冲服岐黄散。

病人坚持治疗1年余。后CT扫描对照示肿瘤略微缩小，肝脏体积无明显异常，甲胎蛋白阴性。病人体重也增加了2kg。依前方案又治疗2年，彩超复查示肝脏占位大小同前相仿，甲胎蛋白阴性。

另外，病人复诊时，曾无意中谈到自己有20多年的牛皮癣病史，以前常年吃药都没有治好，在这次治肝癌的过程中，牛皮癣竟然不药而愈，赞叹截根疗法真是神奇！

俗语说得好："一招鲜，吃遍天。"截根疗法配合岐黄散治疗肿瘤，确有其道乎者也！

如果罹患了癌症，早期可以手术治疗的话要尽早手术，有放化疗指征的可以适当放化疗，然而手术和放化疗仅仅是癌症治疗的第一步，最重要的是术后要进行3~5年的中医药治疗，即预防复发和转移才是癌症治疗的关键。即便是最彻底的手术、最科学规范的放化疗，也很可能不能将癌细胞彻底清除。除了术后必要的中医药治疗，病人还要有积极的精神面貌，遇事泰然，尽量保持淡然的心态。医生必须给病人制订严格的健康危机干预管理方案，嘱其在生活习惯方面要禁食油腻，以清淡饭食为主，多食粗粮、各种时令水果，以减轻肝脏负担。

肝癌疼痛、靠止痛药艰难度日的老人

这是一位老年病人，在花甲之年于某大学附属肿瘤医院被确诊为原发性肝癌，其女儿陪着老父亲到我门诊就诊。病人自述，右胁部剧烈疼痛，伴背痛 2 个多月。每天傍晚开始疼痛，逐渐加剧，到半夜 24 时左右疼痛尤其剧烈，之后开始缓解，到天亮时疼痛程度约为半夜的一半，有时服用止痛药后，可以在半梦半醒的状态下熬过一夜。发病以来，病人被疾病折磨得寝食难安，厌食油腻，身体日渐消瘦，夜尿 4~8 次，大便干结、1~2 日一行。查体：舌质暗红、有瘀斑，苔薄白腻，脉弦细，偶有结代脉。继往有高血压、糖尿病、高尿酸血症、乙型病毒性肝炎"小三阳"等病史。病人曾在某大学附属肿瘤医院住院，该院影像学检查提示：肝脏占位 5.9 cm × 5.2 cm × 5.2 cm 囊性物质。出院诊断：原发性肝脏占位性疾病，肝功能代偿期。

我们当时制订的治疗方案是截根联合疗法。

（1）内服中药。①附子理中汤合方大黄附子汤加减；②二十五味备急丹，每次 2 g，每日 1 次，装入肠溶胶囊，临睡前服，以大便呈糊状为宜；③七虫散，每次 3.5 g，每日 3 次，装入肠溶胶囊，早、中、晚饭前服用。

（2）中医外治法。①截根疗法：取胸段夹脊穴、胸 7 节附近阳性反应点、膈俞穴。②刺络放血：取委中、期门穴。③中药外敷：黑白散（主要成分为制马钱子、虫白蜡、煅自然铜），每次 10 g，敷药前 1 小时用少许蜂蜜和适量黄酒调成膏状备用，外敷后用防水贴外敷痛处 20 小时，每日更换 1 次。

在第一次治疗后，病人当场自述胁部及背部疼痛顿时消失。次日复诊，诉治疗当夜没有服用止痛药，一觉睡到天亮，胃口佳，大便日行 2~3 次。

还有一位年近古稀的病人，也患有原发性肝癌，右胁部剧烈疼痛，伴背痛，入夜尤甚，已经连续几个月靠止痛药度日了。

我们当时制订的方案是给病人做截根治疗。第一次截根膈俞和胸段的阳性反应点，之后每次选穴 10~20 个，具体要视病人耐受情况而定。在每次截根治疗时，还要在双侧委中穴刺络拔罐，期门穴附近的压痛点也要放点儿血，至血色发生变化或疼痛解除。

第一次治疗后，病人胁痛当场缓解。次日复诊时，病人诉治疗当晚疼痛明显减轻了，已经停服止痛药。由于疗效显著，病人家属主动要求开中药，以巩固疗效。处方七虫散，每次 3.5 g，每日 3 次，装入肠溶胶囊，早、中、晚饭前用米汤送服。我再三嘱咐病人，要有战胜病魔的决心，坚持治疗，注意减少油腻饮食，尽量清淡饮食。

血会膈俞是截根疗法的大穴位之一，治疗诸症顽疾大多要选用膈俞穴。在《针灸逢源》一书中也提到，膈俞可以"治诸血证及胸胁痛"。

附："和"法治疗肝癌的经验总结

本文最初由李保平、孙奇联名发表在《中国中医药报》（2019 年 12 月 30 日版），以下略有修改。

肝癌，相当于中医古籍中所载的肝着、肝积、黄疸、胁痛、积聚、癥瘕、臌胀等。与肝癌相关的传统病证名称，不能完整地体现肝癌的病因病机。《内经》曰："谨守病机，各司其属，有者求之，无者求之。"辨清疾病的基本病机，抓住贯穿疾病始终的主要矛盾，也就抓住了疾病治疗的根本。原发性肝癌是我国最常见的恶性肿瘤之一，主要因情志不畅、饮食不节，伤及脾胃，以致湿热内生，又因少阳枢机不利，导致脾失运化，痰浊内生，日久夹瘀成毒，痰、瘀、毒互结，聚于胁下，而成结块。西医学认为，本病病因尚未完全清楚，其中肝炎病毒与肝癌发病密切相关。肝癌常见表现为胁肋部不适、疼痛，或可扪及肿块，伴有纳呆、乏力、口干口苦、恶心呕吐及腹胀、腹泻，甚或黄疸、面色晦暗，进入肝功能失代偿期则见腹大如鼓、吐血、黑便等。

谨守病机，"和"法为要

《内经》曰："凡十一脏，取决于胆也。"胆者，足少阳胆经。少阳枢机不利是肝癌发病的重要环节，人体各脏腑组织的正常功能活动，皆有赖于少阳枢机的调节。故《内经》曰："太阳为开，阳明为合，少阳为枢。"张景岳说："少阳为枢，谓阳气在表里之间，可出可入，如枢机也。"肝癌常表现为虚实夹杂、寒热错杂的证候。

受古医籍的启发及经临床实践，我们总结出肝癌的基本病机为少阳枢机不利，并且兼见肝郁脾虚、湿热瘀毒等，但少阳枢机不利为关键点，故对肝癌的治疗，和解少阳之法应贯穿始终，同时将辨病与辨证相结合，选用不同病情下的专属药物。换言之，并非通过单纯的以毒攻毒或扶正，而是从中医学角度重视整体观念，调整阴阳，损其有余和补其不足，以恢复阴阳的相对平衡，实现"阴平阳秘，精神乃治"。目前被普遍认可的带瘤生存，其本质上就是"和"法在肿瘤临床领域的最佳体现，和解少阳之法无疑是"和"法中最具代表性的。

期以证分，守中寓变

为了便于掌握和论治，我们根据证候特点简要地将肝癌的病程分为初、中、晚三期。

初期肝癌，病人的症状和体征多不明显，或以口苦、纳差、情志不舒、胸胁不适及大便不畅等为主症，一般在体检中被发现，且病灶通常不超过3 cm，病人大多选择手术治疗。其病机多为肝郁脾虚和邪毒积聚，正虚不甚。本期的常见证候及方药如下。

肝郁脾虚者，小柴胡汤合四君子汤加减。

肝郁脾虚而夹痰者，小柴胡汤合六君子汤加减。

肝郁脾虚兼痰瘀互结者，小柴胡汤合桃红四物汤、礞石滚痰丸加减。

肝郁脾虚兼肝脾肿大者，小柴胡汤合鳖甲煎丸加减。

中期肝癌，多为术后复发，或已经失去了手术治疗机会。其病程日久，正气亏虚，邪毒肆虐，临床多表现为胁下痞块、形体消瘦、精神萎靡、面色晦暗、腹胀纳差和腹痛腹泻等。此时多为毒结肝胆、正虚邪实，法当疏肝利胆、解毒抗癌、扶正祛邪。本期的常见证候及方药如下。

肝郁脾虚而纳差、消瘦者，小柴胡汤合六君子汤加减。

肝郁脾虚夹痰兼癌毒炽盛者，小柴胡汤合六君子汤，加白花蛇舌草、败酱草、蒲公英，或用卢师五草汤（仙鹤草、白花蛇舌草、冬凌草、夏枯草、猫爪草）加减。

肝郁脾虚兼癌毒炽盛者，小柴胡汤合四君子汤、五味消毒饮加减。

肝郁脾虚伴大便燥结者，小柴胡汤合大黄牡丹汤，或用大柴胡汤加减。

肝郁脾虚伴胁下痞块者，小柴胡汤合鳖甲煎丸加减。

肝郁脾虚伴有腹部胀大者，小柴胡汤合柴胡疏肝散加减。

肝郁脾虚伴腹水者，小柴胡汤合五苓散加减。

肝郁脾虚伴有凝血功能障碍者，小柴胡汤合芎归胶艾汤加减。

肝郁脾虚伴有阳黄者，小柴胡汤合茵陈蒿汤加减。

肝郁脾虚伴有阴黄者，小柴胡汤合茵陈五苓散加减。

肝郁脾虚伴腹痛腹泻，属脾肾阳虚者，小柴胡汤合理中汤加减。

肝郁脾虚伴腹痛腹泻，属气阴两虚者，小柴胡汤合参苓白术散加减。

肝郁脾虚伴腹痛腹泻，属瘀血内阻者，小柴胡汤合大黄䗪虫丸加减。

晚期肝癌，病人多伴有转移灶，或者肝功能持续异常。晚期肝癌最常见的并发症是黄疸和低蛋白导致的腹水。反复排腹水，或利水日久，以致阴液亏耗，湿热内蕴；或攻伐过度，伤及脾阳，进而累及肾阳，以致阴阳俱损，正气大伤。症见大肉已脱，表情淡漠，形体消瘦，腹大如鼓，青筋暴露，口干而不欲饮，形寒怯冷等，一派寒热错杂、虚实夹杂的表现。其特点为病人既有肝经热毒炽盛的表现如口干、口苦、小便短赤、舌红、苔燥，又有畏寒喜暖，遇生冷则脘腹胀痛，甚者四肢厥逆，或舌体红绛、四周苔白厚腻而中间舌苔黄燥等寒热错杂的证候。湿与热，痰和瘀，如胶似漆，难解难分，即肝胆湿热与脾胃虚寒并存，寒热胶结。或湿热蕴毒，热入血分，凝血功能障碍，上消化道出血、贫血发热、出现肝掌和蜘蛛痣等。治疗当以扶正为主，佐以祛邪，以期提高病人的生命质量，尽量延长其生存时间。对于阴阳两虚、水热痰瘀互结、寒热错杂、虚实夹杂的病人，切忌攻伐，时刻当以顾护胃气为主，少佐以祛邪，可选用小柴胡汤合六君子汤、鳖甲煎丸及牡蛎泽泻散等方剂加减。本期的常见证候及方药如下。

寒热错杂者，小柴胡汤合理中汤或柴胡桂枝干姜汤等加减。

湿热蕴毒，热入血分者，小柴胡汤合犀角地黄汤加减。

肝功能代偿期，小柴胡汤合六君子汤。

肝功能失代偿期，伴有细菌感染者，小柴胡汤合五味消毒饮加减。

肝功能失代偿期，伴乙肝病毒 DNA 定量升高者，小柴胡汤合五草一藤汤（车前草、鱼腥草、败酱草、龙胆草、垂盆草和鸡矢藤）加减。

肝功能失代偿期，伴有凝血功能障碍者，小柴胡汤合芎归胶艾汤加减。

肝功能失代偿期，伴有上消化道出血者，小柴胡汤合芎归胶艾汤加大剂量仙鹤草、侧柏炭、地榆炭、藕节炭和三七粉等，并加服云南白药。

肝功能失代偿期，低蛋白血症者，小柴胡汤合六君子汤加减。

腹腔转移者，小柴胡汤合六君子汤及鳖甲煎丸加减。

持续钝痛者，小柴胡汤合四物汤加减。

疼痛剧烈者，小柴胡汤合大黄附子汤加减。

水臌之湿热证者，小柴胡汤合牡蛎泽泻散加减。

水臌之虚寒证者，小柴胡汤合理中汤或五苓散等加减。

血臌及形成癌栓者，小柴胡汤合大黄虫丸加减。

臌胀伴有阳黄者，小柴胡汤合六君子汤、茵陈蒿汤加减。

臌胀伴有阴黄者，小柴胡汤合茵陈术附汤、硝石矾石散加减。

臌胀伴腹痛腹泻，属阴虚者，小柴胡汤合六味地黄丸加减。

臌胀伴腹痛腹泻，属阴阳两虚者，小柴胡汤合肾气丸加减。

伴癃闭者，小柴胡汤合六君子汤，冲服牵牛子粉、蝼蛄粉等。

病证合参，中西互补

以下为在前面论述的三期处方基础上进行的加减方案。

伴有肝硬化者，加炒鸡内金、酒丹参、牡蛎、醋鳖甲等。

伴转氨酶升高者，加山豆根、枸杞子、五味子等。

伴白细胞增多者，合肿瘤三味，即金银花、连翘及蒲公英。

伴乙肝病毒DNA定量升高者，酌加叶下珠、车前草、败酱草、鱼腥草、白花蛇舌草等。

甲胎蛋白升高者，辨证选用六君子汤或四物汤，酌加北五味子、盐菟丝子等。

有出血倾向者，酌加仙鹤草、白茅根、蒲黄炭、三七、阿胶等。

形成癌栓者，酌加砂炒干蟾、壁虎、水蛭（有出血倾向者慎用）、土鳖虫等。

肿块巨大者，合方虎七散，再加生牡蛎。

腹腔转移者，加三棱、莪术、壁虎、砂炒干蟾等。

伴腹胀者，酌加大腹皮、槟榔、枳实、枳壳等。

伴疼痛者，酌加炒黄芩、白芍、醋延胡索、菝葜、土贝母、蜂房、鼠妇等，痛甚者以大黄附子汤煮水代茶饮。

血臌者，酌加水蛭、三七、砂炒干蟾、鸡矢藤等。

水臌者，酌加砂炒干蟾、菝葜、泽漆、葶苈子、生商陆、鸡矢藤等。

小便涩痛者，加白芍、白茅根等。

癃闭者，加牵牛子、蝼蛄。

便秘者，加菝葜、大剂量生白术等。

阳黄者，合茵陈蒿汤，加郁金。

阴黄者，合硝石矾石散，加郁金。

伴瘀血者，加牡丹皮、石见穿等。

伴湿热者，加虎杖、怀牛膝、土茯苓。

伴脾阳不足者，合理中汤。

伴肾阳虚者，加炙淫羊藿、制附子、淡干姜、仙茅等。

伴黄痰者，加鱼腥草、败酱草、白花蛇舌草等。

伴白痰者，加茯苓、法半夏。

伴口渴者，加人参、天花粉。

纳差者，加自拟五仙汤：炒鸡内金、酒丹参、焦三仙。

恶心呕吐者，加旋覆花、代赭石等。

伴气阴不足者，合生脉饮。

气虚明显者，合升陷汤，并加炙淫羊藿30g，鼓舞正气并诱导癌细胞的凋亡。

经现代药理学研究证实，有抗肝癌作用的中药有：山慈菇、三白草、抱壁莲、龙茄、白英、猪殃殃、石上柏、三棱、莪术、王不留行、水红花子、半边莲、杠板归、冬凌草、喜树、美登木、五凤灵枝、土茯苓、蟊头回、八月札、白花蛇舌草、半枝莲、砂炒干蟾、生牡蛎、炮山甲（代）、制龟甲、醋鳖甲、生水蛭、土鳖虫、蛇莓、野葡萄根、漏芦、铁树叶、八角莲、牛黄、夏枯草、海藻、人参、棉花根、矮地茶、天花粉、龙胆草、川楝子、茵陈及郁金等。可以根据病人体质，以及具体病情适当选用。

用药如用兵，不得已而为之

以和解少阳为原则，以小柴胡汤为主方论治肝癌的思路，是我受启发于平素研读的《伤寒论》《金匮要略》及《神农本草经》等著作而形成的。如《伤寒论》小柴胡汤加减法中载"若胁下痞硬者，去大枣，加牡蛎四两"，《金匮要略》提及"诸黄，腹痛而呕者，宜柴胡汤"。

小柴胡汤虽然仅7味药，但是寒热并用，补泻兼施，通过和解少阳及调整枢机进而恢复气机升降，通调三焦，达到疏肝利胆和胃等目的，广泛应用于临床，尤其适用于以少阳枢机不利为主要病机的多种肝脏疾病。张元素曰："古方今病，不相能也。"的确，小柴胡汤并不是专为肝癌而设，而是少阳枢机不利系列病证的基本方，但在肝癌临床上与他方合用或随证加减，可以变化出许多方剂。

总之，在肝癌的治疗中，如以"嫉恶如仇"之心，见癌诛癌，一味地使用峻猛攻伐之品，往往加速病情恶化，适得其反。古人云："盖胃为五脏六腑之大主。"又说："若吉者，为有胃气也；若至于凶，则无胃气也。"故临床务必立足于病人的整体情况，以人体正气为本，时刻顾护胃气，适当佐以祛邪及抑制肿瘤之药，以达到带瘤生存的基本目的。

（五）结直肠癌

结直肠癌属于西医学病名，根据症状及体征，可将其归属于中医的肠痛、痢疾、肠覃、癥瘕等范畴。早在《内经》即有关于本病病机的描述："寒气客于肠外，与卫气相搏，气不得荣，因有所系，癖而内著，恶气乃起，息肉乃生。"祁坤在《外科大成》中也说："肛门内外如竹节锁紧，形如海蜇，里急后重，便粪细而带扁，时流臭水。"这些表现都符合结直肠癌的常见证候。

我在临床诊治的大多数进展期或中晚期结直肠癌病人，早已失去手术机会，治疗难度大，使用单一方案效果也不理想，采用截根疗法配合中药治疗，虽不能说治愈，但至少可以让部分病人实现带瘤生存。

主穴、阳性反应点：胸12～骶2节夹脊穴，膈俞，大肠俞，小肠俞，肿瘤三穴，痞根，腰骶部阳性反应点。

常用配穴：体虚寒盛，多伴有腹部冷痛者，加肾俞、命门；久泻久痫者，加脾俞、肾俞、三焦俞；纳差、消瘦者，加脾俞、胃俞。

附方：宽肠十八味。

功效：清热祛湿，解毒消痈。

主治：早中期结直肠癌，症见黏液脓血便等。

处方：秦皮15g，白头翁10g，川黄柏10g，川黄连5g，白花蛇舌草30g，半枝莲30g，炒薏苡仁60g，北黄芪30g，当归身10g，三七5g，连翘15g，金银花15g，炒鸡内金30g，马齿苋60~120g，皂角刺15g，川贝母（研末冲服）10g，炮山甲（代，研末冲服）10g，青核桃皮30g。

每日1剂，水煎，早晚温服。

临证加减：本方系顾老师治疗结直肠癌的经验方剂，以仲景白头翁汤为底方，临床治疗结直肠癌伴有湿热证候者，屡获良效。《伤寒论》记载："热利下重者，白头翁汤主之。""下利欲饮水者，以有热故也，白头翁汤主之。"本方的适应证与结直肠癌有相同之处。大抵肠癌是在正气虚弱的基础上，湿热之邪停滞肠道，再加七情伤人，饮食偏嗜，癌毒侵犯，终成肿瘤。

结直肠癌病人晚期出现癌性腹水，腹胀如鼓，可加大腹皮、云茯苓、泽漆等；放化疗之后骨髓抑制者，可合用八珍汤益气养血，再加炙淫羊藿、盐巴戟天，以鼓舞气血生长；若腹痛者，加赤芍、炙甘草、天然沉香；若便血较重者，可加用仙鹤草、白茅根、侧柏炭等；若肿瘤发展至骨转移者，可加炒补骨脂、煅自然铜、鹿衔草等；若全身出现多处转移者，为人体正气极虚的表现，可加高丽参、重楼等；便秘者，加生大黄、炒桃仁；纳差乏力者，加高丽参、生白术；肿块巨大者，加岐黄散3g冲服。

初生牛犊不怕虎，大胆治疗直肠癌

1997年的时候，正值我就读黑龙江中医药大学的第二年。邻居王某，

56 岁，因腹部疼痛难忍，被黑龙江省肿瘤医院（现为哈尔滨医科大学附属肿瘤医院）确诊为直肠癌，并被告知肿瘤已经在腹腔肠系膜和淋巴结多处转移，其中直肠肿瘤大如两个拳头，无法手术。病人家境极度贫寒，无法承担任何医疗费用，也不知道听谁说的，他认定我专治别人治不了的病，又托我母亲说情，最后被家属用门板抬着过来找我看病。病人说："只要不死，再苦的药我都愿意吃。"

说实话，那时候我对医学真是一知半解，什么肿瘤、癌症、炎症、感染，根本分不清楚。后来读完了医学院，又过了好多年，才对医学有了相对系统的了解。所以，当年只是凭借一腔热血，就把宽肠十八味改为散剂给病人冲服，每日 2 次，每次一汤匙。病人吃了一周效果不佳，腹痛、腹胀等症状没有丝毫改善，我考虑应该先给他做截根治疗，把病根截断后再吃药，这样才能起效。

第一次截根治疗，我选择了病人的大肠俞、小肠俞和肿瘤三穴，加上腰骶部的阳性反应点 1~2 个。第二次截根治疗，选了病人的胸 12 节夹脊穴（双侧）。第三次截根治疗，选了病人的腰 1 节夹脊穴（双侧）。依此类推，每次一对穴位，一直截到了骶部的夹脊穴。同时，每次还配上腰骶部的阳性反应点 1~2 个。在当年的寒暑假里，我就给他进行了 7~8 次截根治疗。

结果在第一次截根治疗的当天，病人腹痛就开始缓解，当天晚上一觉睡到了天亮。第二次截根治疗以后，病人胃口也开始好转。第三次截根治疗以后，病人可以自己扶着墙到院子里散步了。同时，我嘱咐他每天用青核桃皮 30 g 煮水代茶饮，并逐日加量 30 g，直到嘴唇微麻，或有稍许腹泻为止。就这样，病人从每日青核桃皮 30 g 开始吃，后来加到了每日 250 g 以上。治疗了两个多月后，病人基本就可以生活自理了。

该病人连续服用了 10 年的宽肠十八味，每年大约吃掉一麻袋的青核桃皮，虽然腹部肿块始终存在，但是没有再扩大，也没有缩小。10 年后停了中药，从确诊开始共计带瘤生存了 17 年。

这是我经手的第一例被确诊的癌症病人，虽然没有完全治愈，但是控制了病情，实现了中医所说的"带瘤生存"。这给予了我极大的鼓舞，从此我开始一门心思钻研中医肿瘤治疗学。

后来到了广州，逐渐接触了更多的肿瘤病人，我发现截根疗法虽然不能彻底治愈癌症，但至少在缓解症状方面有其独到之处。截根疗法配合中药治疗，往往很快起效，疗效也相对稳定。

（六）骨肿瘤

恶性骨肿瘤，常分为原发性和继发性两大类，原发性恶性骨肿瘤以骨肉瘤、软骨肉瘤及尤文氏瘤多见，继发性恶性骨肿瘤主要是指由其他肿瘤转移至骨的转移性骨肿瘤。美国 SEER 数据库对 1973—2003 年的 1892 例骨肿瘤病人的中位生存期统计显示：骨肉瘤为 11 个月，尤文氏瘤为 26 个月，软骨肉瘤为 37 个月，脊索瘤为 50 个月。

本病在传统医学中大致可归属于骨疽、骨瘤等范畴。《灵枢·刺节真邪》谓之："以手按之坚，有所结，深中骨，气因于骨，骨与气并，日以益大，则为骨疽。"明代薛己《外科枢要》云："若伤肾气，不能荣骨而为肿者，其自骨肿起，按之坚硬，名曰骨瘤。"

主穴、阳性反应点：头面、肩颈部和上肢骨肿瘤，取颈 3~7 节夹脊穴；胸背部骨肿瘤，取胸 1~10 节夹脊穴；腰部及下肢骨肿瘤，取胸 11 节至骶部夹脊穴。还可以按照疼痛的部位，依次选择膀胱经反应点、阿是穴、夹脊穴反应点、阿是穴，督脉反应点、阿是穴，以及膈俞、谵谵、膈关、督俞、痞根、肿瘤三穴等处的反应点和阿是穴。

常用配穴：瘀血腰痛，有闪挫病史，腰痛如刺，痛有定处者，加上唇系带结节；寒湿，遇寒痛甚者，加腰阳关；肾阳虚，尿频、夜尿频多者，加肾俞、命门；肝肾不足，下肢痿软无力者，加肝俞、脾俞、肾俞。

诸骨肿瘤，凡是伴有腰痛症状者，均可取腰部阿是穴进行截根。一般先取背腰部的膀胱经穴，再取夹脊穴，最后取督脉的穴位。疼痛明显的可以先热敷，再施以截根疗法，最后拔罐出血。

附方：阳和十八味。

功效：温阳止痛，益肾壮骨。

主治：各种早中期的骨肿瘤。

处方：杜仲炭15 g，炒土鳖虫10 g，穿山龙30 g，露蜂房15 g，熟地黄35 g，北黄芪30 g，当归身10 g，鹿角胶（烊化）15 g，炮干姜10 g，肉桂10 g，陈麻黄10 g，炒白芥子10 g，苏木15 g，煅自然铜10 g，炒骨碎补15 g，酒乌梢蛇10 g，蜈蚣2条，鼠妇10 g。

每日1剂，水煎，早晚分服。

临证加减：肾阴虚，腰酸乏力者，加怀山药、山茱萸各20 g；肾阳虚，夜尿频多者，加炙淫羊藿30 g；气虚，乏力者，加北黄芪30 g、高丽参10 g；畏寒者，加威灵仙15 g；局部刺痛者，加生乳香10 g、生没药10 g；疼痛剧烈者，加服黑白散；骨质破坏严重者，加炒生菜子15 g、炒黄瓜子15 g。

从《外科症治全生集》看骨肿瘤的治疗

阳和汤的贡献者王洪绪在中医界久负盛名，他出身于道医外科世家，专门治疗各种无名肿毒，积累了丰富的经验，现在常用的抗癌中成药中，有好几种都是出自他的《外科症治全生集》，比如西黄丸、小金丹、梅花点舌丹等，其书中所载的医案颇有叫人拍案惊奇之处。王洪绪的阳和汤和西黄丸是临床治疗乳岩和各种阴疽的名方。

王洪绪在使用西黄丸时，一方面要求病人以黄酒送服，醉盖取微汗，另一方面经常佐以阳和汤。不过现在的临床医生在使用西黄丸时却完全忽略了第一点。大多数医生只知道阳和汤和西黄丸，但可能一辈子都没有看过王洪绪的原著，所以完全不知道西黄丸的正确服用方法。黄酒发散药力，醉盖取汗以开腠理，与王洪绪家传的治疗阴疽重视开腠理的思路是一致的。王洪绪使用阳和汤和西黄丸的方法，也与大家所熟知的方法迥然不同，他要求病人每日早晚轮服阳和汤和西黄丸，也就是早上服用阳和汤，晚上服用西黄丸。

我曾经见过一位患骨肉瘤的病人，医生在给他治疗时采用的就是上面的思路，结果疗效神速，没过几个月病人的骨肉瘤就被消掉了。不过，这个病人的骨肉瘤也是消了又长，长了又消，反反复复折腾了很多年。

在临床实践过程中，我根据骨肿瘤的实际情况在阳和汤中加入了针对骨肿瘤的特效药，使得阳和汤的针对性更强，临床使用效果更佳。

在临床上运用阳和汤时也要注意用药指征，不能遇到骨肿瘤就贸然运用。王洪绪家传外科有一个特点，即不按照中医传统的六经辨证、八纲辨证和脏腑辨证，只将肿瘤分为阳证和阴证，西黄丸和阳和汤只适合阴证病人。王洪绪判断阴证的基本原则，就是看肿块的皮色，如果皮色正常，并不红，则不论病人伴或不伴有阳虚证候，都可以大胆地运用阳和汤和西黄丸。实际上，西医学的很多恶性肿瘤，按照以上方法辨证，大多都可以列为阴证，故用阳和汤和西黄丸临证加减，大都可以收效。

现在治疗肿瘤的主流思想，即一方面使用阳和汤温通血脉，另一方面又选用寒凉的抗癌药物，与全生派运用阳和汤和西黄丸开腠理排毒外出的思想完全相反，这种治疗思路与王洪绪原意有天渊之别。所以在使用阳和汤的时候，最好按照王洪绪治疗阴疽的原则，慎用寒凉药物。作为一门临床实践的学问，沿用有效的经验是非常重要的。

目前中医界普遍选用白花蛇舌草、半枝莲等寒凉药物治疗恶性肿瘤，对阳和汤的应用较为忌讳，甚至还有一些医家根本不认为阳和汤可以治疗以骨肿瘤为主的恶性肿瘤。曾有一次，我开方给一个外地病人，这个病人拿方子去当地著名的中医院转方时，那里的医生坚决不肯，那位医生甚至认为这张处方完全是逆着主流思想来治疗癌症的。尽管该病人告诉这位医生，自己服用了这张处方以后骨肿瘤已停止了生长，但这位医生还是不停地摇头，认为这是不可能的事情。

临床治疗骨肿瘤，采用截根疗法配合辨证选用阳和十八味，往往可以收到意想不到的效果。骨肿瘤疼痛明显的病人进行截根治疗以后，大都能缓解疼痛，这一方面可以增强病人战胜疾病的信心，另一方面也为治疗肿瘤争取了一定的时间。

2019 年秋天，一位 40 多岁的湖南中医爱好者慕名求诊，说她胸壁上长了一个肿块，经当地医院穿刺活检后病理结果显示软骨肉瘤，侵犯邻近横纹肌组织，后就诊于中南大学湘雅医院，PET-CT 检查提示胸骨体周围软组织灶，代谢环行增高，双肺转移。经 2 期化疗后，病人因头痛等不良反应被迫停药。

症见：胸闷，胸部刺痛，咳嗽，气喘，进食生冷后即容易腹泻，平素怕冷，大小便正常，舌淡暗，苔白腻，舌下脉络怒张，脉细涩。

按照截根疗法治疗肿瘤的原则，我首先截根病人的膈俞，以及膈俞附近明显的阳性反应点，之后从病人的胸 10 节夹脊穴（双侧）开始，依次向上截根，每次选用一对穴位，一直截到胸 1 节夹脊穴。期间还选用了灵台、至阳和肩胛区的阳性反应点，每次 1~2 个。

第一次截根治疗后，病人胸闷胸痛当即缓解；第二次截根治疗后，病人胸闷胸痛减半；第三次截根治疗后，病人已无明显不适症状。嘱其坚持用阳和十八味和西黄丸，每天早晚交替服用。一个月以后，病人体力明显改善，咳嗽、咳痰减轻，唯仍动则气喘，守上方加高丽参 15 g，15 剂。

病人再次来诊时气喘减轻，遂在原方基础上继续加减治疗。前后一共治疗了一年左右，病人病情基本稳定，复查 CT 示双肺病灶稳定，未见他处转移灶。

（七）淋巴瘤

淋巴瘤，是淋巴结和淋巴结以外淋巴组织的恶性肿瘤，由于是淋巴和淋巴网状组织的恶性化，因而身体的任何部位都可能发生。该病属于中医痰核、恶核、瘰疬、失荣等范畴。近年来，国内淋巴瘤的发病率呈上升趋势。由于起病方式、淋巴结外组织器官的涉及率、病程进展以及对治疗反应的不同，淋巴瘤一般分为霍奇金淋巴瘤（HL）和非霍奇金淋巴瘤（NHL）两大类。传统医学对本病的治疗有一定的优势。

主穴、阳性反应点：头面、肩颈部和上肢淋巴瘤，取颈 3~7 节夹脊穴；胸背部淋巴瘤，取胸 1~10 节夹脊穴；腰部及下肢淋巴瘤，取胸 11 节至骶部夹脊穴。各部位淋巴瘤还可取病变相关区域的阳性反应点，以及膈俞、荣肤三穴、痞根、膏肓、肿瘤三穴。

常用配穴：本病多有肝郁证候，可见烦躁易怒，善长太息，故常加肝俞、肺俞、脾俞；炎症明显时，加身柱、肺热或大椎；肝肾亏损、气血两虚时，多见消瘦、纳差、腰酸乏力，加肾俞和膏肓；疼痛明显者，加胸背部阳性反应点；反复发作者，加结核三穴、肾俞。

淋巴瘤属慢性消耗性疾病，大多难以迅速消散，一般截根 1~2 次后方可起效，所以需要劝说病人增强信心，坚持治疗。病人在治疗期间，应保持精神愉快，清淡饮食，早睡早起。

附方：消瘰丸。

功效：温阳祛痰散结。

主治：早中期淋巴瘤等。

处方：连翘 30 g，全蝎 30 g，蜈蚣（带头足）15 条，炮山甲（代）30 g，玄明粉 30 g，壁虎 30 g，制白附子 30 g，炒僵蚕 30 g，生牡蛎 60 g，玄参 60 g，制马钱子 30 g。

丸剂，每日 2 次，每次 3 g，温开水冲服。

顾老师家传治疗淋巴瘤的方法

在我们东北老家，以前有一个老中医专用截根疗法治疗淋巴瘤、甲状腺结节和甲状腺腺瘤，而且，他只治这几样病，其他的还不治。

我外婆还在世的时候，就找他看过淋巴结结核，他就是在病人的颈部找到病根，用刀开个 1 cm 左右的小口，然后使用银针来治疗。治完以后，病人也没什么特殊感觉。每个病人，总共治疗 3 次，每个星期都要去治一次。外婆经治 3 次后，淋巴结结核也就好了。

顾老师家传治疗淋巴瘤的方法，竟与这位老中医的方法如出一辙。我还在读黑龙江中医药大学的时候，就用这个方法治疗过淋巴结肿大，效果很好。一个 30 多岁的女病人，再婚以后，长期抚养后夫的两个孩子，每天还要四处赶集市，卖服装，加上家境贫寒，多年后抑郁成病，两侧颈部及腋下淋巴结逐渐肿大，大如板栗，小如花生，人也瘦弱不堪。

我在病人的颈 7 节夹脊穴（双侧）和膈俞（双侧）进行截根治疗。一周后病人复诊，说胃口明显好转，颈部肿块开始松软。第二次我又在病人的颈 6 节夹脊穴（双侧）进行截根治疗。依此类推，每次选择一对夹脊穴，一直截根到颈 3 节夹脊穴。病人家属跟我说，每天都能见到肿块缩小，不到 2 个月的时间，病人颈部及腋下肿大的淋巴结就全部消退了。

移居广州以后，我用截根疗法治疗的第一例肿瘤病人就是淋巴瘤病人。病人是一个 50 多岁的男士，从一年前就开始腹痛，颈部也能触摸到肿大的淋巴结，之后右腋下及两侧腹股沟部也出现大量肿大的淋巴结，并且伴有明显的疼痛，两腿不能弯曲，紧接着颈部因淋巴结肿大而无法转动，就连吃饭、开口都困难，普通的镇痛剂也不能止痛，当然夜间也无法入睡。病人极度恐惧，辗转治疗于各大医院，虽经中西医治疗，病情却有增无减。某大学附属医院诊断：弥漫性 B 细胞淋巴瘤。

《内经》说："间者并行，甚者独行。"面对这个病人，我首先要做的就是缓解其因颈部淋巴结肿大而不能吃饭的问题。我在病人的膈俞、痞根穴上做截根，然后是胸 7 节夹脊穴。结果，截根治疗 1 次，病人就说腹痛消失，颈部淋巴结变软，身体轻快，自觉之前全身肿胀的淋巴结都在变软。第二次我在病人的胸 6 节夹脊穴截根。截根治疗 2 次后，病人就可以正常开口进食了，并且信心大增，主动要求下次截根治疗时多选一些穴位。同时，我也建议每周截根 2 次，以加强疗效。第三次截根选取的是胸 5 节夹脊穴，第四次截根选取的是胸 4 节夹脊穴，依此类推，每次都是选一对夹脊穴。截根到第四次，病人自述以前肿胀的淋巴结都开始明显变小了。

共计截根治疗 7 次，病人诸症已去十之八九，身体无明显不适。当年年底，嘱病人到医院复查，医院经查后建议必须对残存的恶性淋巴瘤进行数期化疗，同时病人也担心万一突然恶化会被拒绝入院，很难再次得到床位，故同意住院治疗。此后病人一直间断进行中医治疗。

在此之后，我对截根疗法治疗肿瘤信心大增，开始尝试运用截根疗法配合中药治疗各种恶性肿瘤，二者联合可以增强治疗效果，具有见效快、稳定瘤体和延长生存时间等优势，其见效之神速，有时候甚至是单独使用其他疗法所达不到的。

（八）乳腺癌

乳腺癌现为女性最常见的恶性肿瘤之一，98% 的乳腺癌好发于绝经期前后的女性，特别是未育及产后未正常哺乳的妇女。中医称之为"乳岩"，顾名思义，就是发生在乳房部位质地坚硬如岩石的肿块。在《妇人大全良方》中，就有这样的描述："若初起，内结小核，或如鳖、棋子，不赤不痛，积之岁月渐大，岩岩崩破如熟石榴，或内溃深洞……名曰乳岩。"

主穴、阳性反应点：胸 2~7 节夹脊穴，胸 7 节附近阳性反应点，荣肤三穴，膈俞，肿瘤三穴。乳房肿块在乳房外上、内上象限者，选择胸

2~4 节夹脊穴；乳房肿块在乳房内下、外下象限者，则选用胸 5~7 节夹脊穴。

常用配穴：瘀血阻滞，胸部刺痛，或月经伴有血块者，加肝俞、膈俞；胸部疼痛者，加灵台、至阳；口干口苦者，加肝俞、胆俞；纳差者，加肝俞、脾俞；肝肾不足，月经稀发或量少者，加肝俞、肾俞。

乳腺癌的截根疗法大致与乳腺纤维瘤相同，区别之处在于，乳腺癌除夹脊穴为双侧取穴外，其他腧穴皆以对侧选穴为主。如左侧乳腺癌，通常首先选择右侧腧穴及阳性反应点，右侧乳腺癌则首选左侧腧穴及阳性反应点，然后再选择同侧腧穴治疗。

附方：加味阳和汤。

功效：温阳通脉，散寒通滞。

主治：乳腺增生、乳腺纤维瘤及乳腺癌等。

处方：熟地黄 35 g，北黄芪 30 g，当归身 10 g，鹿角胶（烊化）15 g，炮干姜 5 g，肉桂 5 g，北柴胡 10 g，漏芦 10 g，王不留行 10 g，连翘 10 g，夏枯草 10 g，陈麻黄 5 g，炒白芥子 10 g，生甘草 5 g，瓜蒌仁 15 g。

每日 1 剂，水煎，早晚分服。

临证加减：乳房肿块明显者，加橘核 30 g、橘络 30 g、荔枝核 30 g、丝瓜络 30 g；肿块难消者，加露蜂房 15 g、海藻 20 g、昆布 20 g、牡蛎 30 g、制何首乌 25 g；乳房破溃流脓者，加炒赤芍 15 g、桔梗 15 g、浙贝母 15 g、蒸陈皮 15 g；疼痛剧烈者，加郁金 15 g、醋延胡索 15 g、炒香附 15 g、红花 10 g、炒桃仁 5 g；发热者，加金银花 30 g、蒲公英 60 g；癌变者，加山慈菇 20 g、炮山甲（代）10 g；放化疗后阴伤，舌质红绛者，加石斛 10 g、北沙参 10 g、麦冬 10 g、灵芝 15 g。

治疗乳腺增生、乳腺纤维瘤、乳腺癌等，但凡辨证属阳虚寒凝者，皆以加味阳和汤为基础方。加味阳和汤是顾氏医学集历代经验之大成者，临证加减，使用得当，屡获良效。

截根疗法最具代表性的优势病种——乳腺肿瘤

十多年前，有一个东北的病人，女性，还不到 40 岁，起初是咳嗽不止，到医院就诊时发现肺部阴影，进一步检查后才发现原来是乳腺癌。乳房内共两个肿块，一个直径 5~6 cm，另一个直径 1 cm 多一点，并且有肺部转移，伴有胸腔积液。当地医院请来北京的专家联合会诊，初步制订的方案是先进行 3 个疗程的紫杉醇加卡铂化疗，然后再做手术。

3 个疗程后，病人咳嗽逐渐好转，背部却开始剧烈疼痛，起初以为是肩周炎犯了，医院复查结果出来后医生告诉她，肺部肿块有了明显的缩小，但不幸的是发生了胸椎和肋骨转移。病人顿时陷入了恐慌，就带着病历资料直接跑去北京，先后在中国中医科学院广安门医院和中国人民解放军第三〇二医院（现为解放军总医院第五医学中心）挂专家号，咨询到底能不能手术，有的专家说可以手术，有的专家则不建议手术。

正在纠结做不做手术的时候，这时原就诊医院住院部的护士打电话通知她住院手术，并在第二次打电话的时候明确告诉她这是最后一次通知，再不住院的话床位就安排给别人了。

她想着不能把这大好的机会白白浪费了，于是赶紧收拾行李办理住院手续，就在排队缴费的过程中，她突然想起来曾经有一个亲戚也得了乳腺癌，一直在吃中药，所以赶紧联系那个亲戚。这个亲戚是中医的受益者，在确诊乳腺癌以后一直坚持中医治疗，如今都十多年了，现在还能吃能睡，活得好好的。电话里她的亲戚就告诉她，你的身体很虚弱，就不要再做手术了，赶紧吃中药把身体调整好，这样人才能活下去。病人又赶紧订机票，连夜飞到了广州。

在就诊时，我发现病人肩背部疼痛不已，还有胸部刺痛，只要稍微触碰就疼痛难忍，手脚冰冷，舌质紫暗，有明显瘀斑，苔白厚腻，脉沉。

我首先在病人肩胛区的阳性反应点上截根，接着再从胸 7 节夹脊穴开始截根，一直到胸3节夹脊穴，每次一对穴位，每周治疗1次，期间还截了膈俞、肝俞、荣肤三穴和肿瘤三穴等，每次1个穴位。

结果截根治疗1次以后，病人乳房疼痛当即缓解。刚趴在治疗床上的时候，病人因身体压住乳房还呻吟不已，截根1个穴位以后，病人就说乳房不痛了，仅有轻微胸闷，而且肩背疼痛也明显缓解了。截根治疗2次后，病人说乳房和后背都没有明显的不舒服了，只是感觉很怕冷。嘱其按时治疗，并服加味阳和汤，以巩固疗效。

病人如释重负，当即对中医生出了极大的信心，一鼓作气连续看了五六年，一共做了7~8次截根治疗，除此之外，每年还定期吃半年的中药，再没有接受其他的治疗。每年定期复查，血液指标都在正常范围内，而且影像检查也提示乳腺原发灶，肺部、胸椎及肋骨转移灶，既没有长大，也没有缩小，且部分肿瘤已有钙化迹象，人也没有明显的不适症状，实现了带瘤生存。

在治疗期间，病人逐渐接触了佛教，回家以后就全心全意诵经拜佛。她每天早晨4点多就起来拜佛，然后诵经，给家人做早饭，平时没事就看佛教相关书籍，初一、十五和佛友聚会，一起放生、救生，还参加了当地的志愿者团队，饮食上已完全是净口素，就连葱、蒜和鸡蛋、牛奶也一口都不吃或不喝。她的朋友也许会佩服她，得了这么重的病，人就像没事一样！

前几年我回东北探亲的时候，认识她的朋友还说，病人现在还活得好好的。她能带瘤生存，得益于她幸运地选择了适合自己病情的治疗方式。心态开朗，心胸豁达，不盲从，这一点恐怕也是一般人做不到的。

（九）宫颈癌

宫颈癌是常见的妇科肿瘤，多见阴道出血、白带增多，属中医学带下、癥瘕的范畴。本病病位在胞宫，与肝、脾、肾及冲任二脉有密切关系。治疗时应补益脏腑虚损、调理冲任气血治其本，清利湿热、解毒抗癌治其标。

主穴、阳性反应点：腰5节及骶部夹脊穴，腰骶部阳性反应点，膈俞，腰阳关，腰俞，四花（经外奇穴），肿瘤三穴。

常用配穴：腹部疼痛者，加十七椎；肝胆湿热，口干口苦者，加肝俞、胆俞；脾胃虚弱，纳差消瘦者，加脾俞、胃俞；肝肾不足，月经稀发或量少者，加肝俞、肾俞；心肾不交，夜寐不安者，加心俞、脾俞。

附方：龙蛇鳖甲汤。

功效：清热利湿，解毒散结。

主治：卵巢癌、宫颈癌，症见带下赤白脓血等。

处方：全当归15 g，酒川芎15 g，炒赤芍15 g，浙贝母10 g，北柴胡15 g，苦参15 g，半枝莲15 g，白花蛇舌草15 g，生龙骨20 g，连翘15 g，夏枯草10 g，仙鹤草30 g，醋鳖甲15 g，藤梨根30 g。

每日1剂，水煎，早晚分服。

治疗宫颈癌、阴道流血不止的民间绝技

宫颈癌的发病率现在逐年升高，我接触的不少女性病人都接种了宫颈癌疫苗，且每年都会做HPV检测，看似万无一失。

几年前，有一个27岁的女性病人，几次HPV检测都不是很理想，虽然已经接种了疫苗，但最终也没能逃离宫颈癌的"魔爪"。病人平素带下色黄，时有腥臭味，因夫妻生活时多次发现阴道出血等症状到医院就诊，没想到竟被确诊为宫颈癌，好在医生说发现得还不算晚，是宫颈癌Ⅰ期，可以保留子宫，仅做了宫颈切除手术。手术还算顺利，术后复查各项肿瘤指标基本正常，可是就在手术以后，病人每次月经都淋漓不断，半个多月才能结束。病人身体极度消瘦，精神状态也很差，血红蛋白含量始终浮动于60~90 g/L。医院建议输血，病人家属又担心输血容易感染传染病，后经熟人介绍，到门诊寻求中医治疗。

我了解病史以后，建议病人在月经来潮第2天接受截根治疗。在月经第2天的时候，我在病人的骶1节夹脊穴、膈俞上截根，结果当天下午病人月经量就明显减少，一周后自然结束。后来又做了2次截根治疗，病人月经基本恢复正常。嘱其以归脾汤调理气血。一个月后，病人血红蛋白含量升到了120 g/L，精神面貌逐渐好转，体重也开始增加。

还有一个病人，女，不到50岁，也是因为阴道不规则出血被确诊为宫颈癌，行子宫次切手术，术后做了局部常规放疗。一年以后复查发现左侧髂血管旁淋巴结转移，左颈部有可疑淋巴结。就诊时病人也是阴道流血月余，伴腰酸腰痛、双下肢浮肿、尿频尿急，舌淡胖，苔白腻，脉弦滑。

我当时也给她在腰骶部进行了截根治疗，结果当时病人就说腰痛缓解。二诊时，病人阴道流血明显减少，尿频、尿急情况缓解一大半。截根治疗4次后，病人仅下肢轻微浮肿。后以龙蛇鳖甲汤加减治疗数月，病情稳定。

四、妇科疾病

（一）痛经

痛经主要表现为经前期或经期出现周期性下腹部疼痛、坠胀不适，部分病人疼痛可放射至腰骶部、大腿内侧等，严重时头痛欲裂、腹痛呕吐等均可发生。究其病机，无外乎以下两点：先天不足，胞宫失养，"不荣则痛"，为本；或寒湿瘀血内停，闭阻胞宫，"不通则痛"，为标。故《三国志·华佗传》中说："血脉流通，病不得生。"

主穴：在选穴方面，主要以骶部甲子线为主，在腰阳关至腰俞之间选点，以督脉腰骶部的阿是穴效果最好。另取腰阳关、十七椎、腰俞。

常用配穴：肝郁，烦躁，善长太息者，加肝俞；脾湿，带下量多者，加脾俞；肾虚，腰酸腰痛者，加肾俞；血瘀，经行伴有血块者，加膈俞；寒湿凝滞，小腹冷痛者，加肾俞、命门等。

截根疗法对原发性痛经效果较好，大多能当场止痛，如果截根治疗3次仍未见效，应请妇科医生协助查明病因，或结合其他疗法治疗。对顽固性痛经的病人，每次月经来潮前开始做截根治疗，严重的可连续治疗1~3个月。

附方：八味失笑散。

功效：活血祛瘀，温经止痛。

主治：瘀血停滞、心腹刺痛，或产后恶露不行、少腹急痛等。

处方：酒当归35 g，酒川芎90 g，酒赤芍160 g，麸炒白术60 g，云茯苓60 g，麸炒泽泻90 g，炒蒲黄35 g，醋五灵脂35 g。

散剂，每次3 g，以黄酒煮沸，每日3次，饭后温服。

治疗痛经的"一招鲜"

不少女生从月经初潮开始就饱受痛经的折磨，而许多家长认为结婚生子后情况就会好转，还说月经就是这样。

曾有一个病人，女，36岁，都已经生了两个孩子了，但每次月经来潮必小腹绞痛，如此反复二十多年。一次，病人在月经来潮当天突然小腹及右侧少腹刀绞样疼痛，直接晕倒在地，同事赶紧拨打120，将她送到了医院。经检查未发现明显异常，转妇科会诊。妇科医生意见：月经异常经痛、宫外孕待除外。用药后疼痛稍缓解，停药后绞痛如旧。经人推荐，特来我门诊治疗。

我详细了解了病人的病史。病人正值月经来潮当天，中午与同事聚餐时喝了冰镇可乐，随后发病。症见：面色惨白，双手捂着小腹，言语无力，腹部质软，右少腹疼痛，但无明显肿块，也没有明显的压痛和反跳痛，舌淡，苔白，脉沉紧。初步诊断：痛经（寒凝血瘀型）。

我让病人趴在治疗床上，用拇指触按其腰骶部，在督脉上靠近骶1

节的位置发现了明显的压痛点，我试探性地用拇指发力点按该压痛点，病人就大喊大叫："啊！痛啊！""（按压后）小腹还痛不痛了？"我问她。"不痛了，不痛了，现在腰很痛啊！"病人连声回答。接着我在病人督脉骶1节位置的压痛点上做了截根治疗，治疗结束，病人说："现在一身轻松，哪儿都不疼了。"次日复诊，病人已无明显不适。

半年后，该病人带几个朋友过来看病，说自截根治疗后，半年来没再发生过痛经。嘱其忌食生冷，适当进行有氧运动。

还有一个我在肇庆义诊时结识的病人。病人痛经十余年，每于月经期必出现下腹部刺痛难忍，以热水袋热敷后症状可稍微缓解，同时伴月经量多、颜色紫暗，每次月经都排出较多血块，且结婚十年未孕，某医院彩超结果显示未见明显异常。男方精子常规检查亦无明显异常。病人辗转就诊，求医问药，服用中药数年（处方不详）亦未见明显效果，疼痛难忍时就自行口服布洛芬缓释胶囊暂时止痛。

病人时值月经前期，距下次月经来潮还有10日左右，我选取病人的腰阳关、膈俞和腰骶部压痛点做截根治疗。二诊，病人十分恐惧，说还有3~4天就要来月经了，如果截根治疗无效，又要痛得半死。第二次我在病人的督脉骶1节位置选取了长度2 cm左右的一段区域，分3个点进行截根治疗。嘱其忌食生冷，如果月经来潮时还痛经的话，要立刻过来就诊。三诊，病人喜形于色，自诉正值月经第2天，以往是痛经最厉害的一天，但本次月经还未发生任何疼痛，仅小腹稍胀，除此之外，没有其他不适。第三次我在病人督脉骶2节区域进行截根治疗，也是分作3个点进行。

嘱其服温经汤15剂，早晚用汤药冲服八味失笑散，以巩固疗效。1年后，病人顺产一个3 kg的婴儿。

（二）不孕症

不孕症是指女性婚后性生活正常，未避孕1年及以上而未孕。原发性不孕症，在唐代孙思邈的《备急千金要方》中称为"全不产"；继发性不孕症，在《备急千金要方》中称为"断续"。不孕症是临床常见病、疑难病。

顾氏医学在妇科方面造诣颇深，擅长针药并施，在临床上将截根疗法与家传验方相结合治疗不孕症，广受病人好评。

主穴、阳性反应点：在选穴方面，主要以骶部甲子线为主，在骶部督脉即腰阳关至腰俞上取点（每次3个点，间距0.5~1 cm）。另取腰骶部反应点，胸9~12节区域阳性反应点。

常用配穴：肝郁，经前乳房胀痛，情绪抑郁者，可加肝俞；脾虚，纳差消瘦者，加脾俞；肾虚，腰酸腰痛者，加肾俞；血瘀，月经伴有血块者，加膈俞；寒湿凝滞，腰背畏寒者，加肾俞、命门。

中医学认为受孕赖乎肾气旺盛、真阴充足、气血和顺、络脉通畅。截根治疗的穴位主要在腰骶部的督脉上。李时珍的《奇经八脉考》说："督乃阳脉之海，其脉起于肾下胞中……女子络阴器，合篡间……在骶骨端与少阴会，并脊里上行，历腰俞、阳关、命门……"又冲、任、督脉一源三歧，为孕育之纲，三经皆起于胞中。截根疗法除能温通督脉之阳气，促进经脉运行外，又可加强冲任二脉对血液的调节作用。故李时珍云："任、督二脉……此元气之所由生，真息之所由起。"

从西医学的生理、解剖学来分析，腰阳关深部是脊髓中枢，腰俞位于骶管裂孔处，该处分布有丰富的骶丛神经。在腰阳关至腰俞一带截根，可以刺激脊神经中枢而作用于丘脑下部－垂体－卵巢轴，促进其对性激素进行调节，主要促使垂体产生卵泡刺激素（FSH），促使排卵与形成黄体生成素（LH）。丘脑下部、垂体和卵巢之间，相互依存和制约，是调节女性月经周期的重要环节。故截根腰阳关、腰俞之间穴位，可以促进子宫内膜的变化，加强子宫、输卵管发育和蠕动等，从而起到助孕作用。

在病人每次月经来潮的第 2 天进行截根治疗，每月 1 次即可。嘱病人测基础体温，在排卵日同房。一般只要做 1~3 次截根治疗，大部分病人就可受孕。如截根治疗 5 次及以上，病人依旧未孕，须联合妇科医师会诊查明原因，或配合其他疗法联合治疗。

附方：调经种子汤。

功效：疏肝解郁，调经种子。

主治：肝郁及肾精不足所致的女性不孕症。

处方：北柴胡 15 g，人参片 10 g，当归身 10 g，酒川芎 10 g，枸杞子 30 g，盐菟丝子 30 g，北五味子 10 g，覆盆子 15 g，盐桑椹子 30 g，熟地黄 20 g，生水蛭 5 g，陈麻黄 3 g，辽细辛 3 g，炒白芍 10 g，法半夏 10 g，紫石英 10 g，姜厚朴 10 g，肉豆蔻 10 g，天然沉香 5 g，炒黄芩 5 g，炙甘草 10 g。

女方自月经来潮第一天开始服用，每日 1 剂，水煎，早晚分服，以生姜、红枣为引，每次月经来潮时连续服 15 剂。男方以六味地黄汤加生水蛭等送服七子散。

顾氏医学的"三大绝活"之一——治疗不孕症

顾老师的舅舅王勇治疗骨伤和不孕症，堪称一绝。顾老师曾开玩笑说，小时候最开心的就是谁家生了儿子后摆酒招待舅舅，他都跟着蹭吃蹭喝。

我也发现，治疗不孕症见效最快的就是截根疗法，这是一个濒临失传的中医绝技。

顾老师的舅舅有几个徒弟，其中一个小时候患了小儿麻痹症，腿落下残疾。起初，顾老师的舅舅不同意收这个徒弟，认为这孩子没读过几年书，教不出来。这孩子的父亲求了两次，到第三次的时候，直接拉着儿子一起给顾老师的舅舅跪下了，他这才同意收下了这个徒弟。这个徒弟学得很认真，无论干什么活儿都无怨言，只要能跟在师父身边就行。就这样学了十几年，他把《医宗金鉴》背得滚瓜烂熟。顾老师的舅舅见他是块材料，就把截根治疗不孕症的方法传给了他，后来他在当地也是小有名气。

"其实治疗不孕症很简单，关键是要计算好日子。"顾老师说。

我在顾老师家，曾看到一对从省城过来看不孕症的夫妇，两人结婚十来年了，始终没有子嗣。男方检查未见异常，女方患有贫血。顾老师给她开了调经种子汤，嘱咐她月经来潮的第2天做一次截根治疗，且要连续做2个月。第二次截根治疗以后，顾老师告诉病人，在下一次月经来潮前15日同房。一年以后，这对夫妻抱着一个男孩过来感谢顾老师。

我每年都会接诊为数不少的不孕症病人，采用的都是截根疗法配合中药治疗，大多数病人都能如愿以偿。

几年前，工作室刚成立没多久，一个潮汕地区的老大爷来找我，问我能不能治不孕症。我告诉他，我得先看男女双方的检查报告。我还告诉他潮汕地区有不少人在我这里看病，其中一个揭阳河婆镇的蔡姓女病人，结婚20年不怀孕，在我这里经过截根治疗以后怀上了。他瞪着眼睛看我，一脸鄙视的表情，说："我是她爹，她都不来月经，根本不可能怀孕。"我说："病人怀孕了，千真万确，不信你回家问问。"因为我刚与这位病人通过电话，所以很笃定。我只截根治疗2次，她就怀上了。

曾有一个慕名而来的潮汕病人，结婚六七年只生了一个女儿，病人在2014年、2015年自然流产了3次，之后一直没有避孕，也没有怀孕，病人说，如果二胎能生个儿子那就真是太完美了。

广东省某医院的阴道彩超检查提示病人子宫内膜偏薄。病人经量和月经周期基本正常，血色暗红，有少量血块，经行少腹隐痛，经前期双侧乳房胀痛，平素腰膝酸痛，舌质淡红，苔薄白，脉细而无力。

我用顾老师的方法，嘱其坚持素食3个月，又开了调经种子汤15剂，告诉病人将煮好的汤药放凉了服用，并且月经来潮第2天到门诊来做截根治疗。

二诊的时候，正好是病人月经来潮第2天，病人自述服药后乳房胀痛、痛经、乏力及腰膝酸痛等症状明显减轻。此次截根治疗选取腰4~5节甲子线上的3个点，外加肾俞。同时开调经种子汤15剂，嘱其每天1剂，早晚分2次冷服，并在下次月经前15天即排卵日同房，每月1~2次即可。

2个月后，病人电话告知，已怀孕。次年正常顺产一男婴。

还有一个病人，婚后10年未避孕而未孕，男方精液检查一切正常，女方双侧输卵管通水检查示右侧输卵管通而不畅，左侧输卵管阻塞。既往月经经期5~7天，周期30天，经前乳房胀痛，经行小腹隐痛，血量偏多，色暗红，有较多血块，伴有腰酸痛，平素也腰酸腰痛，乏力，余无异常，舌淡红，苔薄白，脉沉弦。处方：调经种子汤15剂，每日1剂，水煎服。

二诊，病人腰酸腰痛、乏力明显好转，现口干，口腔内有溃疡，上方加制吴茱萸5 g，15剂。

三诊，病人自诉经前乳房胀痛缓解，月经血块明显减少，血量偏多，颜色鲜红，无其他不适。嘱其月经来潮第2天来做截根治疗。

共截根治疗3次，第一次选取腰4~5节甲子线上的3个点，加肾俞；第二次选取腰5~骶1节甲子线上的3个点，加腰骶部阳性反应点；第三次选取骶1~2节甲子线上的3个点，加第10胸椎旁反应点。嘱其放松心情，心情好了自然容易受孕。

2个月后，病人复诊，已停经40天，尿妊娠试验阳性。后产一男婴。

骶部甲子线截根疗法，不仅可以治疗女性不孕症，还可以治疗痛经等妇科疾病，且效果显著。我的一个学生曾跟我分享她治疗过的案例，某些痛经病人在做了截根治疗以后，不仅痛经好了，久治不愈的不孕症竟也跟着不药而愈了。正所谓：有心栽花花不开，无心插柳柳成荫。

五、儿科疾病

疳积、体弱多病或身材矮小等

疳积，是"疳"和"积"的合称。疳，指喂养不当或病后失调，以致脏腑失养、气血耗伤而形成的一类疾病，临床以形体消瘦、面黄发枯、精神萎靡、饮食异常、大便不调等为特征。积者，滞也，指乳食停积、脾胃受损而引起的脾胃病证，临床以不思乳食、食而不化、腹部胀满、大便不调为特征。由于疳、积可互为因果，并有"积为疳之母，无积不成疳"之说，故临床常合称为疳积。本病易发生于 5 岁以下小儿。西医学的营养不良、消化不良可参考本章治疗。

主穴、阳性反应点：脾俞、胃俞，及其附近的阳性反应点；四缝点刺。

附方：卢氏健脾消积散。

功效：健脾益胃，消食化积。

主治：小儿疳积，症见小儿腹泻或便秘，或体弱多病、身材矮小、面黄肌瘦者。

处方：大黄 20 g，牵牛子 20 g，木香 20 g，石菖蒲 10 g，鸡内金 10 g，白芍 10 g，苍术 20 g，党参 10 g，制吴茱萸 10 g，砂仁 10 g，肉桂 10 g，炒神曲 10 g。

诸药共合一处，打为极细末，密封避光保存。每次服 1~3 g，视小儿耐受情况，以大便呈糊状，每日 2~3 次为宜。

本方在拙著《让癌症病人远离疼痛——一位传统中医的抗癌真经》一书中首次披露，为国医大师卢芳所创，专治小儿疳积，不少患儿连续服用 1 个月就会长胖，连续服用 2~3 个月个子也会明显长高。值得一提的是，本方不仅可以治疗小儿疳积，还可以治疗多种癌痛。详见原书。

临证加减：脾胃虚弱者，纳差消瘦，用四君子汤送服；大便稀溏者，用赤石脂禹余粮汤送服；大便秘结者，用温开水加少许蜂蜜送服；体虚易感冒者，用玉屏风散送服；身材矮小者，用健脾丸加紫河车或鹿茸煎汤送服。

民间中医治疗小儿身材矮小的秘诀

治疗小儿疳积，可以说是截根疗法最具特色和优势的病种之一。笔者早年住在乡下，就曾多次见证过截根治疗小儿疳积的神奇疗效。

早年，邻居家有两个孩子，大的是女孩，小的是男孩，两个孩子相差十来岁。小男孩都十岁了，身高还不到一米，而且骨瘦如柴，成了村里有名的"小不点儿"。这家人带着孩子几乎看遍了当地能找到的中医和西医，但始终不能让孩子有正常的身高。后来村里的一位接生婆告诉他们，这种病只有找人截根才能治好，而且截一次还不够，要每年截三次，连续截三年，才会恢复正常身高。

当时邻居家立刻就按照接生婆的指点，找到一位民间中医——其实就是村里的一位阿婆，有祖传医术，专门治疗小儿疳积，而且也只会看这一种病。据说她们家祖辈20世纪30年代后期到40年代在绥化行医，当时老先生只有一个儿子，因为这个儿子抽大烟，没办法继承祖业，老先生就把自己治疗疳积的绝招教给了儿媳妇，也就是这位阿婆的母亲，目的是希望自己百年之后，儿子儿媳好歹也能靠此有口饭吃。

阿婆是做截根的老手，一眼就能看出孩子是否已经"生积"（民间将患疳积称为"生积"）。她先用左手拇指轻轻按住小孩的掌心，用蘸着酒精的药棉擦拭其左右手掌食指、中指、无名指和小指的第二节横纹，然后用消毒过的缝衣针准确无误地一一轻扎下去，速度极快，起针后立刻就看到呈黏液状的黄色积水从穴位中涌出来。紧接着，阿婆用棉球将积水擦干净，让邻居把小孩上衣脱掉，让孩子趴在床上，在其后背上靠近腰部一带找到了几个阳性反应点，并逐个用红笔做了标记，酒精消毒后，又以极其娴熟的操作手法用左手捏起皮肤，右手持银质三棱针将皮下纤维状物迅速截断。当时老阿婆还特别说道："这里就是脾胃。"

治疗结束后，老阿婆语重心长地说："给人看病，千万别看走眼，不能扎坏了孩子。"当然，还要服疳积散，每包5角钱，每次服1包，每天2次，这样每天就需要1元钱。邻居家每次都要拿1个月的量，3个月是1个疗程。1个月30元钱，这在当时可不便宜。

说来也神奇，"小不点儿"截根治疗以后，第2个月就开始长高，那年夏天是第一次截根，年内共计做了3次截根，当年就长了4~5 cm，三年治疗结束，这个"小不点儿"的个子比姐姐还高，读初中的时候，都快长到一米八的身高了。

多年以后，在黑龙江中医药大学读书的时候，我系统学习了针灸学以后，才知道手指上这几个穴位就是四缝穴，在腰上截根选的是脾俞、胃俞和其附近的阳性反应点。

临床上让我印象最深刻的案例之一是一个东莞的男孩，不到十岁，身材极其矮小，形体瘦弱，到医院检查发现肝脏明显小于同龄人。

当时我们制订的治疗方案是：内服柴胡四物汤加酒丹参、三七、鸡内金、枸杞子、盐菟丝子等养血消积、补益肝肾之品；外用截根疗法，每个月1次，截根脾俞、胃俞、肾俞穴，点刺四缝并挤出黄水。

治疗3个月后，原确诊医院彩超提示：肝脏大小正常。半年后身高增加5 cm，体重也增加了约3千克。前后共计治疗1年多，身高增加近10 cm，体重也增加了5千克多。2年后随访，小孩身高已经一米七以上，家人非常满意。此后病人家属又介绍了几个疳积小儿，大多是体弱多病或身材矮小的患儿，我们都是采用截根疗法加内服中药取效。

在临床上，凡是遇到小儿体弱多病或身材矮小的，只要患儿家属可以接受，我们都是采用先做截根再内服中药的方法，大多数患儿都会在

1~2个月见效。针对部分畏惧针刺只接受中药的患儿，我们采用内服卢氏健脾消积散的同时，用生姜汁和蜂蜜少许调成膏状做穴位贴敷，也有效，只不过效果会慢一些。正所谓：法无定法，医者意也。

六、五官科疾病

（一）口腔溃疡

中医将复发性口腔溃疡归于口疮、狐惑等范畴。本病病位在口舌，心气通于舌，脾开窍于口，故本病发生多与心脾有关。《丹溪心法·口齿》云："口疮服凉药不愈者，因中焦土虚，且不能食，相火冲上无制。"截根疗法对顽固性口疮有一定的疗效，值得临床应用。

主穴、阳性反应点：胸3~7节夹脊穴，肩胛区阳性反应点。

常用配穴：急性发作者，加肝俞、胆俞；反复发作日久者，加脾俞、肾俞、命门。

附方：四物泻心汤。

功效：清热和胃。

主治：急慢性胃肠炎、反复发作的口腔溃疡、白塞综合征等。

处方：生甘草20g，炒黄芩10g，淡干姜10g，法半夏10g，大枣（去核）10g，川黄连10g，蜈蚣1条，党参30g，当归身10g，酒川芎10g，炒白芍10g，熟地黄20g。

每日1剂，水煎，早晚分服。

临证加减：若痞满者，加炒枳壳、姜厚朴；纳差者，加炒鸡内金、焦三仙；中焦虚寒，胃痛隐隐者，加炒白芍，易生甘草为炙甘草；若病程日久，舌质紫暗者，加桃仁、红花；血热，溃疡面鲜红者，加生丹参、牡丹皮；内蕴湿热，口中有异味者，加广藿香、草豆蔻；大便黏腻者，加炒薏苡仁；脾虚湿盛，溃疡处流水者，加麸炒白术、麸炒苍术；舌体两侧溃疡者，加龙胆草、栀子；舌尖溃疡者，加生丹参、淡竹叶。

20 年口腔溃疡，点刺截根定痛

一次偶然的机会，一个朋友给我讲述自己曾患有多年的口腔溃疡，也吃了不少中西药，总是反复不能除根，后来一个游方的老僧在他后背上用三棱针刺了两针，还挤出了一些鲜血，从此口腔溃疡就再也没有发作过。我赶紧叫他把上衣撩起来，用手指给我看老僧是在哪里放血的，他也不确定具体位置，只能凭记忆大概指给我，我一看大致是在肩胛区或者膈俞一带。

我在临床上也曾治疗过不少口腔溃疡病人，多数病人服用四物泻心汤都能取效，即便是反复发作的病人，口腔溃疡再次发作的时候使用此方也依旧有效，所以一度以为自己治疗口腔溃疡已登堂入室了。

就在数年前，曾有一个祖籍黑龙江的阿姨找我看口腔溃疡，她的口腔溃疡反复发作快 20 年了，每次发作时少则 1~2 处，多则 4~5 处，舌尖及两侧口角溃烂，严重影响进食，曾辗转就医，加上自行服用清热泻火中成药及维生素片，或用西瓜霜等外敷，总是时好时坏，无法除根。一个月前，家人聚会，她实在忍不住就吃了几口辣椒，结果第二天舌尖及嘴角内侧又新长了几处溃疡。

病人平素胃脘胀闷不适，食后加重，喜热饮，怕冷，尿频、小便余沥不尽，大便稍干。我当即处方四物泻心汤，7 剂，并告诉病人，这张处方已经治愈了很多例口腔溃疡。

二诊，病人自觉胃脘部舒服了许多，唯独口腔溃疡无明显变化。我把蜈蚣加至 2 条，嘱其再服 7 剂。万万没有想到，三诊的时候，病人说："胃病已经好了，现在喝凉水肚子都不痛了，只是口腔溃疡丝毫没有变化。""还有其他不舒服吗？"我习惯性地问病人。"有时候背上总是长疙瘩，痒得难受。"病人说着便把衣服撩起来，用手指给我看。我见病人肩胛区靠近膈俞一带有几个米粒大小的红色皮疹，猛然想起那位游方老僧用三棱针在朋友的背部放血治疗口腔溃疡的故事，心想：难道这就是口腔溃疡的阳性反应点？我赶紧叫病人趴在治疗床上，并仔细检查。我发现，在靠近膈俞位置有3~5个红色突起的小皮疹，压之褪色；同时我也发现在病人右侧肩胛区还有2个明显的阳性反应点，如针尖大小，压之不褪色，其中一个上面还长了一根明显的黑色毫毛。我当即用碘伏消毒，然后用一次性医用三棱针将几个小皮疹逐个点刺并挤出鲜血，这时候病人突然跟我说："怎么我的舌头不痛了，你为什么不早用这招呢？"

一周以后，病人告知，现在舌尖溃疡基本消失，仅剩口角有一处溃疡，也快好了。效不更方，我选择在病人肩胛区阳性反应点进行截根治疗。四诊的时候，病人所有口腔溃疡都已愈合，无明显不适。嘱其忌食生冷、辛辣刺激性食物1个月。随访一年，未见复发。

此后，凡遇到顽固性口腔溃疡，我都会先查看病人背部肩胛区，如有小皮疹或阳性反应点，皆先予以点刺放血或截根治疗，如没有明显的小皮疹或阳性反应点就在胸3~7节夹脊穴上截根。后来我逐渐发现，溃疡在舌及口角两侧者先截根胸5节夹脊穴，在舌面及上唇者则选取胸3~4节夹脊穴，在舌下及下唇者则选取胸6~7节夹脊穴，这样操作疗效更好，半数病人的口腔溃疡疼痛可以当场缓解。点刺或截根后再予以四物泻心汤数剂，多能垂手奏效。

（二）流行性腮腺炎等

流行性腮腺炎，系因感受风温邪毒，壅阻少阳经脉引起的时行疾病，以发热、耳下腮部漫肿疼痛为主要临床特征，俗称"痄腮"。该病一年四季都可发生，冬春易于流行。学龄儿童发病率高，能在儿童群体中流行。一般预后良好，少数儿童由于病情严重，可出现昏迷、惊厥变证。年长儿如发生该病，可见少腹疼痛、睾丸肿痛等表现。

主穴：膈俞穴，角孙点刺放血。

常用配穴：初起者，加肝俞、胆俞；发热者，加大椎、肝热；伴少腹疼痛者，加痞根。

附方：柴胡消毒饮。

功效：和解少阳，清热解毒。

主治：急性淋巴结炎、咽喉炎、腮腺炎等具有寒热往来症状者。

处方：北柴胡15g，姜半夏10g，党参10g，甘草片20g，黄芩5g，蒲公英30g，紫花地丁15g，蜈蚣（带头足，研末冲服）3g，忍冬藤90~120g，牛蒡子10g，干姜3g，红枣（去核）10g。

临证加减：高热谵语者，可重用生石膏90~120g；大便秘结者，加大黄10g；睾丸肿痛者，可加炒川楝子、炒橘核各15g；疼痛剧烈者，可以将干蟾皮用黄酒泡软，蟾皮表面对准患处，外敷，再用防水膜和胶带固定，一般2~4小时即可止痛。

民间中医治疗腮腺炎的一招鲜

腮腺炎在口腔科常见，多发生于儿童和青少年，部分病人截根治疗当场止痛。

一位某医科大学学生，女性，20岁出头，于一天前傍晚突发右腮部胀痛，因自身是医学生，故第二日自行购买板蓝根颗粒，每日内服60g，早晚分服。自服药后肿痛略有减轻，但又增加发热恶寒、恶心、胃痛等症状。后来到某医院就诊，诊断为腮腺管堵塞，诊断后病人到我门诊就诊，希望采用中医治疗。

就诊时，病人右脸腮腺部位肿胀，疼痛，触痛，压痛明显，小便黄，大便2日未行，舌红、苔薄黄，脉浮数，体温38.2℃。遂采用截根疗法，首先截根双侧膈俞及附近的阳性反应点；其次在角孙穴处取三角形3个点，每间隔1cm，用三棱针分别点刺，挤出鲜血数滴，直至血色变化或出血水为止。

截根后，病人自述腮腺肿痛已消失十之六七；角孙穴点刺放血后，肿痛已消失十之八九。嘱其自行购买柴胡消毒饮3剂，巩固疗效。次日随访，病人诉回到宿舍还没服药肿痛就已经全部消退，当晚体温也正常了。

（三）急性咽喉肿痛、扁桃体炎、慢性咽炎等

西医学认为，扁桃体炎多由链球菌和葡萄球菌侵入所致。急性扁桃体炎，咽部疼痛，每当吞咽或咳嗽时疼痛加剧，并有干燥灼热感。慢性者多以脏腑虚损、虚火上炎为主。

若病人自觉咽中如有异物，咯之不出，吞之不下，不疼不痒，也不碍饮食，症状每随情志波动而变化，时轻时重，检视咽喉并无异常，为慢性咽炎，传统医学谓之痰气郁结，为女性常见病。

主穴、阳性反应点：颈3~7节夹脊穴，肩胛区阳性反应点。

常用配穴：外感发热，可在肩胛区皮疹处用三棱针点刺放血，或截根治疗时加大椎、肺俞；肝郁者，多情志抑郁，善长太息，加肝俞；反复发作日久，加肺俞、肾俞。

附方：半夏桔梗汤。

功效：辛温开痹，涤痰散结。

主治：急慢性咽炎、咽喉肿痛等。

处方：法半夏15g，炙甘草15g，嫩桂枝15g，木蝴蝶10g，桔梗15g，蜜枇杷叶15g。

每日1剂，水煎，小口频服。

咽喉疾病，但看病人肩胛区的皮疹及阳性反应点

截根疗法对急慢性咽喉疾病有明显的效果，对急性咽喉炎更为有效。我在黑龙江中医药大学读书的时候，有一次寒假回家，一个邻居感冒后咽喉肿痛，并逐渐失声。我在病人的双侧耳尖及背部肩胛区皮疹处用三棱针点刺放血。放血后，病人就感到咽痛明显减轻，当天晚上就可以正常说话了。

几年前，曾有一个泰国侨胞，女，30 岁，自觉咽喉如有异物，吞不下，吐不出，胸闷纳呆数年。病人病起于工作不顺，在国外经多方诊查，诊断为咽神经症，或声带结节，被建议手术治疗。乘回国探亲之便，病人到我门诊求治，自述曾在新加坡、中国香港等处接受针灸治疗，效果并不理想。在谈话中我也发现，此人多愁善感，健谈而又易动感情。

我根据病史分析，病人已接受过针灸、药物治疗，皆无效，可以尝试截根疗法。我在病人的肩胛区阳性反应点和颈 6~7 节夹脊穴上截根，外加肝俞、肺俞。

原计划截根治疗 3 次，结果仅治疗了 2 次后病人就因临时有事赶回泰国了。半年以后，病人亲戚到门诊开药，告知该病人自截根治疗以后，咽部不适未再复发。

（四）睑腺炎、白内障、青光眼、眼底出血等

《审视瑶函》记载："目不因火则不病。"目疾初起，眼泪增多，眼珠剧痛，视物昏盲，多由肝胆火炽或风热毒邪灼伤眼目所致；若病势稍久则转虚火上炎疾；至于眼疾后期，尤其是内障眼病阶段，肾精亏损，血脉运行无力，久而成瘀，则为虚实错杂之证，故见两目干涩、视物昏蒙等。

主穴、阳性反应点等：颈 6~胸 9 节夹脊穴，肩胛区皮疹及阳性反应点。

常用配穴：肝胆火旺者，口干口苦，加肝俞、胆俞；脾虚者，两目昏蒙多泪，加脾俞；肝肾阴虚者，视物昏花，加肾俞；血瘀者，目有黑斑，加膈俞。

睑腺炎等眼疾，大多可以在肩胛区找到淡红色皮疹或压痛点。其特点是，第 6 颈椎至第 9 胸椎之间有略高起于皮肤呈紫红色粟粒样的皮疹，一个或几个不等，且压之褪色，放松即速复原。如《针灸大成》中记载：

"偷针眼，视其背上有细红点如疮，以针刺破即瘥，实解太阳之郁热也。"偷针眼，就是睑腺炎的民间俗称。

另外，对侧背部的肩胛区至膈俞一带亦可找到稍微暗于皮肤颜色、米粒大小、压之不褪色的阳性反应点。

截根疗法对早中期的眼疾疗效显著，如截根治疗 3 次依旧未见好转，须联合专科医师会诊查明原因，或配合其他疗法。

附方：明目地黄汤。

功效：滋肾，养肝，明目。

主治：用于肝肾阴虚之目涩畏光、视物模糊、迎风流泪等内障眼病。

处方：熟地黄 30 g，酒萸肉 15 g，怀山药 15 g，云茯苓 15 g，酒丹皮 15 g，酒泽泻 15 g，盐知母 10 g，炒黄柏 10 g，盐菟丝子 30 g，炒决明子 10 g，枸杞子 30 g，酒川牛膝 10 g，杭白菊 10 g，炒蒺藜 10 g。

每日 1 剂，水煎，早晚分服。

临证加减：火热炽盛，目赤肿痛者，可选用夏枯草、玄参、金银花、连翘、蒲公英等；便秘者，加大黄；中期目痛已缓，则以虚火为主，选用生地黄、玄参、炒白芍等；后期虚实夹杂，两目干涩、视物昏花者为虚证，选用川续断、狗脊、女贞子、醋鳖甲、醋龟甲；云翳厚重者，当祛瘀，可以选用酒丹参、炒赤芍、甘草泡地龙、丝瓜络、炒僵蚕、夜明砂等。眼疾之症状消失后，不可骤然停药，可改以丸剂或中药膏方长期续服，以巩固疗效。

民间中医治疗眼疾的绝招

早在 1995 年的时候，曾有一个三十多岁的病人求助于顾老师。病人因为白内障、眼底出血而失明，到省城的医院看病，但苦于当时的医疗水平，即使哈尔滨的医学专家也没有办法控制其疾病的进展。经过手术，他的一只眼睛终于可以看见东西了，但在他高兴的同时，医生也道出了一个令人不安的事实，由于眼底出血还在继续，也许再过几年后他会再度失明。

面对无助的病人，顾老师镇定自若地说："我知道一个办法，是我舅舅传下来的，也许能够保住你的眼睛。"病人将信将疑。"如果不是亲眼看见，我想你也不会相信的。"顾老师接着说，"我在十多岁的时候，曾见到舅舅用截根疗法治疗眼疾，尽管到现在我都不知其所以然，但是用这种方法我确实治好了很多病人的眼疾。"

"上山下乡那会儿，一个在湖北教书的老师，就患了白内障，我也是用截根疗法将他治好的。后来很多人都想知道是谁给他治的，怎么治好的。"顾老师说。

"用截根疗法治疗眼病，动手术的部位不在眼睛，而在背部；所使用的工具简单，只要一个刀片、一根三棱针而已。"顾老师解释道。

凡是有眼疾的，特别是睑腺炎、白内障、青光眼等，在病人背部的大椎和肩胛区一带都会有阳性反应点，这些小颗粒，一般人可能看不出来，要凭经验才能够找出来，找到后用三棱针把皮下纤维状物截断。有的人会在某一区域，或同时在几个区域都有反应点。顾老师认为，得眼疾的人，一般眼压都高，所以疼痛难忍，但只要把背部病根截断，疼痛就能当即缓解。每次截根都选2~3个点，通常要3~5次才能截干净。大多数病人经过几次截根后，眼疾基本就断根了。

顾老师也曾遇到偷师的人，这些人往往一知半解，找不准反应点，把病人的后背搞得血淋淋的，还解决不了问题。

在我们东北的农村里，很多老人家得了大点的病基本上都是硬扛着，扛到哪天算哪天，因为看不起病。很多老人得了白内障、青光眼都没办法，只有忍着，但只要听说谁有治病的法子，且不收钱，就都来了。顾老师治好了这个患眼疾的病人，在县城立刻就有了知名度，一下子有七八个老太太找上门来，他也都给治好了。

1997年的时候，我们村里一个乡亲得了青光眼，到县城去看病，医院建议给一只眼睛做手术，病人一听就急了，以为要摘掉眼球，死活不敢再到医院看病了，接着开始四处打听民间偏方。他听说我拜了老中医为师，还得了真传，非要找我看病不可，我推荐他找顾老师诊病，他又不去，只来找我。事后才知道，这个病人十分吝啬，一分钱都恨不得掰成两半儿来花。刚来的时候，病人眼睛疼得直用脑袋撞墙，只求能够缓解疼痛，问我要治疗多长时间才能让他不疼。说实话，这是我用截根疗法治疗的第一例眼疾病人。

我首先在病人的胸段夹脊穴截根。我发现病人肩胛区有好多个阳性反应点，于是选了 2 个一并截根。在截根治疗之后，病人就回去了。病人还没走到家门口的时候，就突然说："哎呀，我的眼睛怎么不疼了。"他们觉得找对人了，后来又来做了几次截根治疗，治疗结束后，病人整个眼睛的视力都得到了改善，后来也没有失明，连眼睛都没有再疼。

像睑腺炎一类的疾病，在中医门诊并不多见。我只不过见到并治疗了几例，但也发现这也属于截根疗法适用的病种。

曾有一个病人，男，30 岁，因吃夜宵且与几个朋友喝酒到天亮，第二天左眼睑上长了一个疙瘩，逐渐红肿，怕光、流泪、左眼剧痛，连睁开眼睛都困难。检查发现，左上眼睑内侧缘有一麦粒大肿块，左上眼睑和结膜高度水肿，并充满血丝。初步诊断：睑腺炎。

我发现在病人肩胛区有 3~4 个明显的皮疹，疹色鲜红，压之褪色，突起于皮肤。我以碘伏消毒后，用一次性医用三棱针逐个点刺，并挤出几滴血。

次日病人复诊，自述治疗后眼睛肿痛明显减轻，夜间可以入睡了。眼睑和结膜水肿充血情况明显好转。我又在病人胸 7 节夹脊穴和肩胛区阳性反应点上截根。一共治疗了 2 次，疾病痊愈。

再有，2018 年夏天，病人王姐的儿子因在酒吧工作，经常吃烧烤、喝洋酒，两天前发现右眼上睑肿痛难忍，怕光，睁不开眼睛，曾自服凉茶无效。检查发现，右侧上眼睑红肿，上睑中有几个米粒大小的红色结节。

我叫学生用三棱针把病人肩胛区的皮疹逐个点刺放血，病人眼痛当场缓解。嘱其第二天上午再来治疗。第二天的门诊，我从早上 8 点开始一直忙到晚上 7 点多才收工，忽然想起王姐的儿子，赶紧打电话过去，在电话中病人说："医生，眼疾已经好了，还要过去治疗吗？""怎么治好的？"我问。"昨天在你那儿扎了针，回来就好了。"病人答道。

对于睑腺炎，其实只要在病人肩胛区的皮疹点刺放血，或在胸段夹脊穴截根即可，轻者 1 次即愈，重者可每日治疗 1 次，一般 2~3 次亦可痊愈。

曾有一位阿姨，一只眼睛患白内障加青光眼，当地医院建议手术，她不愿意，就寻找中医治疗。有一位老中医告诉她，她的眼病应该能治好，只要把病根截断就好了，但老中医也不知道截根疗法是怎么操作的。阿姨找到我的时候，兴奋地问："你这招儿是不是截根？"并转述了老中医的话。

我在她的胸段夹脊穴截根治疗，同时选择肩胛区的阳性反应点，每次 1~2 个，共计截根治疗了 5~6 次，期间还叫她服用明目地黄汤。后来她的视力逐渐恢复，之后她还专门到眼科复查，原来为她看病的医生也表示惊奇，直说"不可思议"！

（五）慢性鼻炎、鼻窦炎、反应性鼻炎、鼻息肉等

《黄帝内经》认为"肺开窍于鼻"，故鼻病常责之于肺。中医认为鼻病多因脏腑功能失调，外加风寒或邪气侵袭鼻窍而致。此类疾病往往缠绵难愈，一则是正虚而邪恋，二则是外邪久客、化火灼津而阻塞鼻窍。因此，鼻病以五脏六腑功能失调为本，主要包括肺、脾、肾之虚损。脾属土，为肺之母，脾虚则肺之生化不足而肺虚；肾属水，金水互生，且

肺纳气归于肾，二者互相影响。因此，治疗鼻病先须治本，重点是温补肺气、健脾益气、温补肾阳。正气充足是祛邪的基础，扶正即可以祛邪，治鼻病如此，治疗其他病亦如此。

主穴、阳性反应点：胸2~7节阳性反应点，胸段夹脊穴，肺俞，痞根。

常用配穴：伴有表证者，常恶寒发热，加风池、大椎；鼻息肉者，加膈俞、痞根；发病日久，肺脾气虚者，声低气怯，加肾俞、膏肓。足三里穴植入生物蛋白线，根据身体吸收情况，每5~15天一次。

附方：加减辛夷散。

功效：祛风散寒，升阳通窍。

主治：肺虚，风寒湿热之气夹杂，鼻窍壅塞，流鼻涕，或鼻塞，或不闻香臭等病症。

处方：辛夷花15g，辽细辛6g，藁本15g，酒川芎15g，通草5g，北防风10g，羌活10g，炙甘草10g，炒苍耳子10g，鹅不食草15g。

每日1剂，水煎，早、中、晚饭后频服。

临证加减：感风寒重者，加荆芥、藿香；鼻流黄涕，加败酱草30g、蒲公英15~30g、白芷15g；头痛者，加野菊花10g、白芷15g、蔓荆子15g；目痛者，加炒蒺藜30g；鼻塞者，加石菖蒲10g、薄荷5g；鼻窦炎者，加清水全蝎5g、蜈蚣（冲服）3g；鼻息肉者，加蛇蜕15g、炒僵蚕15g；便秘者，加决明子30g。

反复发作鼻窦炎，截根勿忘取肺俞

截根疗法，对顽固性鼻炎、鼻窦炎等临床效果显著，试举两例，供读者参考。

曾治一个女学生，20多岁。初诊，鼻塞流涕，反复发作5年余，加重7天。病人自述5年前因感冒出现发热、头痛、鼻塞等不适，感冒治愈后，仍旧鼻塞流涕，起初未加以重视，后逐渐加重，经多方治疗，始终未能痊愈。刻下：主要鼻塞，流大量黄涕，对各种气味反应迟钝，鼻痒，时流鼻血，头晕，头涨痛，记忆力减退，口干口苦，平素容易感冒，眠浅，纳差，尿黄，大便干，数日一行，舌质暗红、苔黄，脉滑数。鼻内镜提示：鼻腔黏膜肿胀呈充血状，表面附着大量脓性分泌物。西医诊断：慢性鼻炎。中医诊断：鼻渊。

此系外感之邪伤及肺卫、治疗失宜、郁久化热而致肺胃热盛，转成慢性鼻炎，治疗宜散风清热、宣肺通窍，拟方加减辛夷散。但病人认为已经看过多位医生，服药未见明显效果，故拒绝服用药物，希望截根治疗。考虑病人发病日久，应当针药并施，如果单独用截根疗法，未必能在短期起效，无奈病人再三坚持，遂勉强一试。

查体发现，病人肺俞穴有明显的压痛点，附近还有几处阳性反应点，第一次截根共计5~6个穴位，让人意想不到的是，截根当场病人就说头晕、头痛、鼻塞等临床症状消失一大半。截根共计7次，临床症状消失，身体恢复正常，后来该病人又介绍几个病人过来治疗鼻炎，随访半年，均未见复发。

还有一个病例是一位男性病人，还不到50岁，鼻窦炎反复发作就已经快20年了。其曾间断服用各种中西药物，症状时好时坏，最近一个月症状明显加重，故来就诊。

刻下：鼻塞、流浊涕，嗅不到气味，鼻根部疼痛，咽痒，阵发性咳嗽，伴口干口苦，打鼾，睡觉时用口呼吸，时有憋醒，头晕头痛，心烦易躁，失眠多梦，胸闷纳差，尿赤便干，平素易感冒，舌质暗红、苔白厚腻，脉滑而微弦。外院鼻内镜示：鼻甲肥大，鼻黏膜附着较多黄色脓性分泌物。鼻窦CT检查示：鼻甲肥厚，上颌窦和额窦有少量积液。西医诊断：慢性鼻窦炎。中医诊断：鼻渊。

仔细分析其证，乃由外感风寒之邪郁久化热，邪热壅肺上犯鼻窍所致，当以清热解毒、宣肺开窍之法治疗，拟方加减辛夷散加牛蒡子15g、桔梗15g、连翘15g，7剂。外用截根疗法，首选双侧肺俞穴、肺俞附近的阳性反应点，其次是胸段阳性反应点、痞根处明显的压痛点和阳性反应点、胸段夹脊穴；双侧足三里穴植入生物蛋白线。

病人一周后复诊，诉症状明显减轻，鼻通气稍好，头痛明显缓解，精神状态好转。遂效不更方。共计治疗一个多月，病人已无明显不适症状。